Italie,
le confinement
en première ligne

Coordonné par

Anastasia Carcello

Italie, le confinement en première ligne

Expérience sur le front Covid et émotions à la maison

Traduction de Jules Nassetti

L'Harmattan

5-7, rue de l'Ecole-Polytechnique, 75005 Paris

http://www.editions-harmattan.fr

ISBN : 978-2-343-24089-3
EAN : 9782343240893

PRÉSENTATION

Se regarder dans les yeux n'était plus à la mode

Se regarder dans les yeux n'était plus à la mode... Nous pourrions également définir ainsi l'histoire de cette pandémie, selon les mots d'un médecin dans cet ouvrage, qui a vécu les histoires que tous ont vécues. Chacun l'a vécue avec ses couleurs personnelles, avec la joie de la guérison, avec la souffrance de la perte, même d'étrangers, avec toutefois l'envie d'aller au-delà, renforcée par l'incrédulité des débuts ou par le désespoir qui a suivi, mais surtout par la conscience profonde d'être médecins et d'être unis par un but unique. Au cours de ces mois des comportements sociaux que l'on croyait perdus ont été redéfinis, des valeurs de solidarité que l'on pensait avoir égarées : tout le monde a contribué, qui plus qui moins, en fonction de ses capacités et de sa sensibilité. Oui, regarder dans les yeux la maladie et la mort, nous a rendus égaux les uns par rapport aux autres, parce que nous tous éprouvons les mêmes sentiments ; et le fait de se regarder dans les yeux entre les malades et les médecins, qui est redevenu fondamental par nécessité, nous a fait redécouvrir le côté exceptionnel de l'expérience humaine. Se regarder dans les yeux est devenu également une thérapie.

DOTT.SSA TERESA SERINI
Spécialiste en Psychiatrie, enseignant en matières médicales à l'université d'Ostrava, siège détaché de Chiasso

Avec le Patronage

ORDINE PROVINCIALE DEI
MEDICI-CHIRURGHI E DEGLI ODONTOIATRI
DI COSENZA E PROVINCIA

Celui qui dans le chemin de la vie a allumé même une seule lanterne dans les heures les plus sombres de quelqu'un n'a pas vécu en vain.
MÈRE THÉRÈSE DE CALCUTTA

Il n'existe aucun homme aussi lâche que l'amour ne puisse pas rendre brave et transformer en héros.
PLATON

Dedié à l'homme égoïste, narcissique, qui se sent invincible, immortel, qui s'est déifié et a perdu son humanité... À cet homme le coronavirus a voulu apprendre la fragilité, la valeur du sacrifice, de la solidarité et de la compassione. Si même un seul homme a changé l'humanité a gagné...le choix nous appartient.
RENATA VAIANI

Aux héros inconnus et silencieux montés au ciel qui nous ont laissé la trace du chemin à suivre sans peur.
ANASTASIA CARCELLO

Aux donneurs de sang que même ce fléau n'a pas pu détourner du souhait d'aider tous les patients dépendants des transfusions.
PIETRO BONOMO

L'homme qui se tait sait ce qu'il dit, celui qui n'a jamais pleuré ne sera jamais heureux, celui qui n'a jamais perdu ne gagnera jamais et celui qui n'est jamais mort n'aura jamais vécu.
PIERDAVIDE CARONE

ASPECTS ÉMOTIONNELS

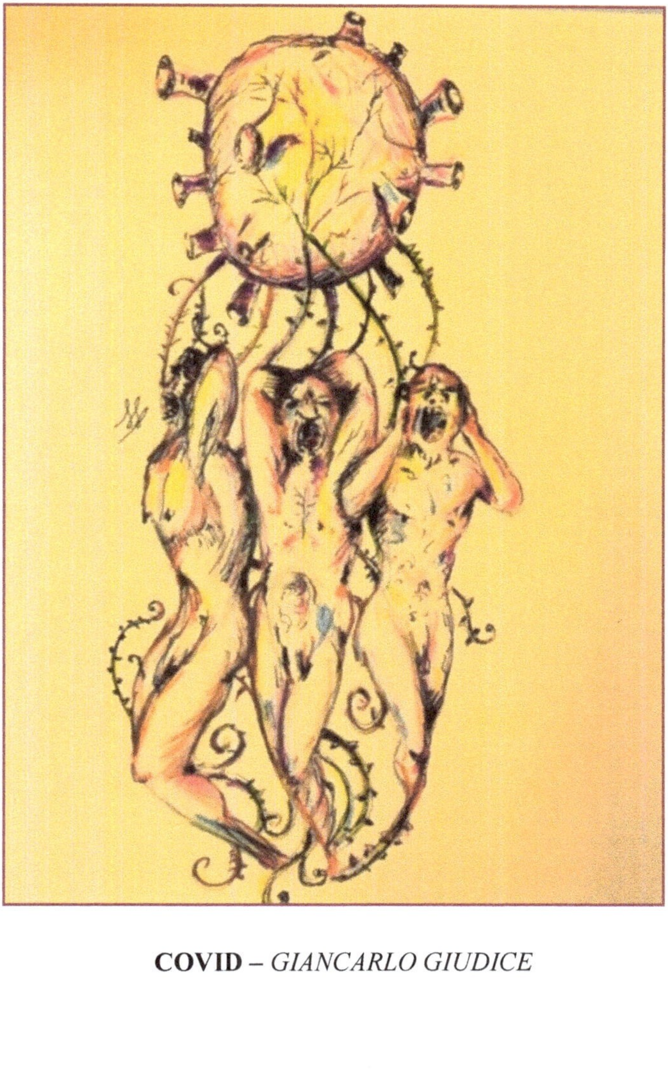

COVID – *GIANCARLO GIUDICE*

SUR LA POINTE DES PIEDS, DANS UN MURMURE

Antonella Amadori
Spécialiste en neuropsychiatrie de l'enfant Sassari

Me voici, sur la pointe des pieds et dans un murmure, à essayer de mettre sur papier ce qui s'est passé pendant ces deux mois. Il ne s'agit pas d'un fait individuel, pas seulement tout du moins, mais d'un fait collectif, d'une déchirure historique, d'un point de non-retour, d'une fracture des temps fluides que nous étions habitués à vivre. Avec humilité et également une pointe de honte, je vais essayer en un premier jet de raconter ce qui s'est passé. Nous étions au mois de février alors que distraitement je commençais à m'informer sur ce qui était en train de se passer en Chine, dans la lointaine Chine, qui semblait ne pas nous affecter, comme s'il s'agissait d'une autre planète, la planète Covid-19. Ce mécanisme de l'Autre reviendra plusieurs fois au cours de ma réflexion. Nous Monde globalisé, nous qui pourrions trouver un coca-cola à l'autre bout du monde, pensions tout à coup d'être loin de ce qui se déroulait à quelques enregistrements en aéroport de nous. Ah les mécanismes de défense !! Nous allions nous en apercevoir par la suite lorsque nous-mêmes deviendrions les « Autres », « les Italiens ». Ensuite, après un mois de journaux télévisés, d'alarmes lointaines, est arrivé « Mattia (le premier patient Covid italien, originaire de Codogno, positif au coronavirus en date du 20 février 2020 à 20 h 20) » pour nous catapulter progressivement vers les chiffres exponentiels de la catastrophe : « Un, personne, cent mille ». Nous sommes passés de « ça se passe à Codogno » à « ça se passe en Lombardie et en Vénétie », à « ça peut arriver et ça arrivera ».

J'étais effrayée, comme dans un état second en prévision d'une collision imminente. Pour mon travail j'ai l'habitude de faire de grandes représentations métaphysiques pourtant je n'arrivais pas à symboliser ce qui était en train d'arriver, je n'arrivais pas à le cerner, je ne voulais pas. Nous sommes passés de « peut-être plus de café au bar » du vendredi, au CONFINEMENT global, tout le monde en ZONE ROUGE le lundi suivant.

Les nouvelles continuaient d'arriver nombreuses et dramatiques. Des nouvelles à propos de malades, de morts, d'infectés, non plus de personnes. Dans ces chiffres à trois zéros, la subjectivité semblait s'égarer. Face au Coronavirus, cette entité inconnue, nous les médecins qui avions grandi avec les évidences de la médecine moderne nous nous trouvions tout à coup fragiles, impuissants et désarmés. Je suis une neuro-pédopsychiatre, j'ai fait des études de médecine dans le souci d'aider, de prendre soin du patient, d'être présente et de « me salir les mains » (de stylo-feutre et de slime en ce qui me concerne) dans le sillage de la tradition familiale. Je suis fille de médecins et mes pensées sont tout de suite allées à mes parents, tous deux médecins généralistes, simples soldats dans cette guerre sans vainqueurs ni vaincus. Eux, sûrs de leurs trente ans d'expérience, semblaient avoir sur leur visage la fermeté de celui qui doit te convaincre que tu es entre les bonnes mains de quelqu'un qui sait ce qu'il fait. Je me sentais nulle. J'ai senti le serment d'Hippocrate brûler en moi comme marqué au fer rouge : je devais faire, je devais étudier, je devais aider, j'aurais voulu être sur le terrain, dans les tranchées. Alors j'ai entamé une étude « folle et désespérée » de publications chinoises, à la recherche d'une clé, d'une solution.

Mon service de neuro-pédopsychiatrie pour l'enfance bloquait toutes les visites programmées, « seulement les urgences et que Dieu nous vienne en aide et nous envoie des négatifs », sans aucune éventuelle protection individuelle. Les célèbres EPI, saint Graal des temps modernes, sont arrivés fin mars. J'avais peur, je me sentais aliénée, c'était en train d'arriver à moi, mais je laissais courir. En proie à cette angoisse, un jour par hasard j'ai été invitée au groupe des médecins Covid-19, une chaloupe au milieu d'un naufrage collectif. Écouter les expériences directes des collègues, écouter les témoignages de ceux qui étaient en train de faire face en première ligne à l'impact que je ne faisais que craindre a été extrêmement important. Des témoignages, des revues, des débats cliniques utiles, tout à coup nous étions à nouveau une classe, non plus 100, mais 100 000, les spécialisations n'étaient plus qu'un détail, chacun contribuait à une même cause.

Pendant ce temps dans ma ville nous avions atteint le triste record d'être les premiers en Sardaigne pour le nombre de personnes contaminées, Sassari était en tête quant aux cas positifs au Covid, le cauchemar approchait, je pouvais sentir son souffle dans mon cou. Mon père et ma mère ont étudié les pratiques à suivre, ils ont fait les essais d'habillement comme il est coutume de faire à l'occasion d'une célèbre fête en Sardaigne, la Sartiglia : on observe l'adoubement mystérieux du chevalier masqué qui favorise des événements et une année propice. Ainsi en revêtant avec diligence les EPI se jouait le sort.

Puis un beau jour le cauchemar est passé très près : mon père, qui avait récupéré des équipements de protection et cassé les pieds à tout le monde pour qu'ils les utilisent correctement, a décidé un jour de faire le test sérologique. Il est rentré spontanément dans un laboratoire privé et l'a fait sans y réfléchir…

Le jour suivant le résultat est arrivé, j'étais au travail, à une heure de route, n'étais-je pas là, n'étais-je pas assise ?? Le résultat était : IgM positif, IgG négatif. Ma mère me l'a communiqué d'une voix ferme, calme elle dédramatise : « Ce sera un faux cas de positivité tu verras, j'en suis sûre, paniquer ne servirait à rien ». Ma mère, tel un phare à la dérive dans la nuit. Mon cerveau explosait, une ribambelle d'images que j'avais passées en revue au cours des nuits précédentes : tous les cas d'espèce, prise de panique. J'ai pris ma respiration, j'ai respiré fort, j'ai pleuré seulement pendant un instant, le temps de rentrer chez moi et de me mettre à jouer avec mon fils de 4 ans, envers lequel j'ai le devoir d'afficher une image du monde calme, sûre, mais réelle. Le temps de revenir dans les bras de mon mari encore lucide même au milieu des tempêtes les plus incertaines, il arrive à me retenir ?? « Attendons, ne nous prenons pas la tête, tout ira… » « Non, ne dis pas ça, je ne supporte plus d'entendre ça ». Entre-temps on fixe à mon père le rendez-vous pour faire le tampon après deux jours, deux jours suspendus, comme dans les limbes, de souffle court et de rires nerveux/bizarres, nous avions même organisé une grillade à distance, à une grande distance (c'était à ne pas y croire). Puis le jour du tampon est arrivé « Pit Stop, chose faite », puis de nouveau des heures suspendues. « Papa, comment tu vas ? », « Je vais à merveille », « Fais un test de marche, est-ce que tu désatures ? », « Non, tout va bien… », « Est-ce que tu ressens les odeurs ? » J'entends la collègue du laboratoire, elle nous fera savoir dès que possible. De longues heures, à ruminer des idées… Puis enfin le résultat : NÉGATIF, NÉGATIF !!! Mais j'entendais « Le ciel est bleu au-dessus de Berlin ». L'institut d'hygiène l'a laissé libre.

J'ai recommencé à souffler et à réfléchir sur combien de séances chez le thérapeute ont été nécessaires pour comprendre tout ce qui m'a soudain semblé clair en quelques jours. Seuls ?? Nous nous sommes sentis seuls au début. Puis nous nous sommes rassemblés entre collègues, nous avons étudié des parcours et des stratégies à toutes les heures.

J'ai pensé apporter ma contribution avec ce que je savais faire, j'ai proposé aux collègues en première ligne un soutien psychologique pour établir un contact émotionnel avec ce qui était en train d'arriver, les récits que je recevais relataient des vécus profonds d'impuissance, d'égarement, mais ensuite de confiance progressive, de compétence, tout cela pendant que chacun de nous vivait l'isolement personnel de tout pour ne pas mettre les personnes aimées en péril.

« Je veux rester près d'elle, je veux toucher le patient, j'ai l'habitude, je ne peux pas supporter le fait de ne pas pouvoir donner du réconfort » : c'est ce que m'a raconté une collègue anesthésiste qui me faisait part de son mal-être.

Il y a d'autres moyens d'être proches, les paroles créent des étreintes de la même chaleur, les regards derrière les visières établissent des liens authentiques. Le monde extérieur au contraire, le négatif, se plaignait de l'ennui, des restrictions, certains ont commencé à appeler héros les membres du personnel sanitaire, d'autres ont expérimenté un fil inconscient de haine et suspicion à l'égard des semeurs de maladie. Voici l'humanité : qui balance en permanence entre ceux qui détestent plus facilement et ceux qui sont plus susceptibles d'aimer.

Nous pouvons nous raconter que nous reviendrons de la planète Covid-19 meilleurs, édifiés et, heureusement, pour quelques-uns ce sera même un peu vrai, pour la majorité au contraire ça aura été comme avoir vécu un grand bluff, ils s'en prendront au gouvernement, au voisin, à l'Autre, ils penseront qu'il s'agissait d'une mascarade pour le complot « de tendance » de la semaine et ils continueront à dormir sereinement dans leurs lits.

Nous médecins nous ne pouvons pas oublier, nous ne voulons pas, car si nous avons appris une chose, c'est que nous sommes vraiment une communauté et que nous pouvons toujours compter sur le collègue qui te passe les enregistrements de ce cours super dur ou qui te sauvera la mise sur un tour parce qu'ensemble vous êtes une équipe.

Sur la pointe des pieds, dans un murmure, voici ma petite histoire.

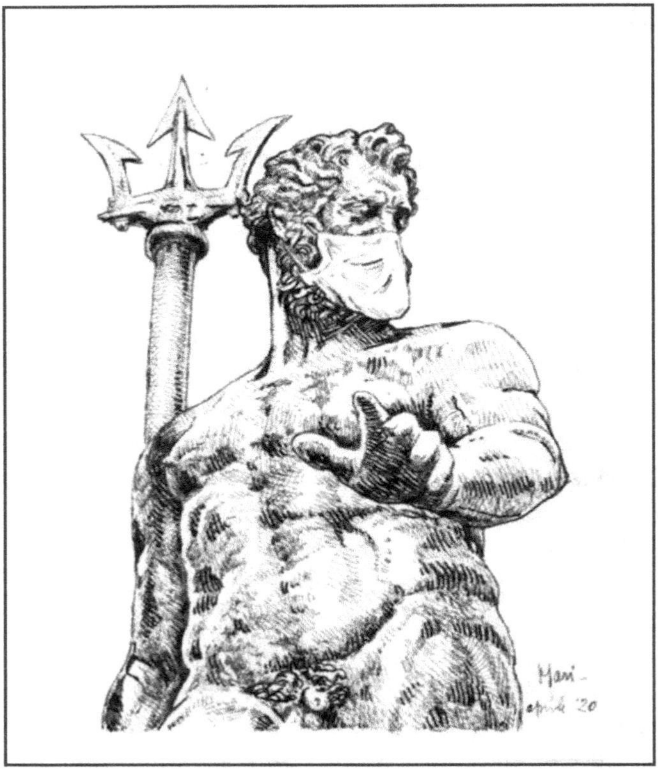

NEPTUNE-19 À BOLOGNE – *ERMANNO MARCO MARI*

NOUVELLE RÉALITÉ

Carmine Spadafora
Hygiène et médecine préventive – Crotone

Tous avec le masque. Vert, bleu, blanc. Maintenant il y a même ceux qui, par habitude ou par commodité, l'ont en fantaisie, tricolore, à fleurs, style camouflage... mais on se regarde tous dans les yeux. Un peu pour nous reconnaître, un peu pour nous sentir proches, unis par le même sentiment, la même peur. Se regarder sans les yeux n'était plus à la mode. Désormais avec les portables et les smartphones on avait perdu le contact humain avec les gens, avec les connaissances et les étrangers. Maintenant au contraire avec le visage semi-couvert nous cherchons solidarité, familiarité dans le regard de ceux qu'on rencontre. Comme ceux qui n'ont plus un sens et compensent une telle lacune en développant les autres sens.

Ceux qui ne voient pas, avec le toucher.

Ceux qui n'entendent pas, avec la vue et l'attention. Avec ces regards sans mots, nous voudrions nous communiquer nos angoisses, nos peurs, notre solidarité. Pas de texto, de courriel, nous avons besoin de contact humain. De sentiments exprimés avec les mots, mais aussi sans mots, tant qu'ils ne sont pas virtuels. Comme si ce changement voulait nous enseigner quelque chose. Comme si l'humanité avait besoin de s'« humaniser » véritablement dans le respect des uns envers les autres et de l'homme envers la nature.

Jamais auparavant nous n'avons été contraints de réfléchir sur l'importance de certaines valeurs qui existent entre nous et le respect de la nature. Cette pandémie sans frontières nous a fait réfléchir sur la nécessité de considérer chacun de nous comme un citoyen du monde entier, sans barrières, frontières, différences de race, de religion, d'opinions politiques… nous nous sommes tous retrouvés à naviguer non pas sur un bateau, mais sur un énorme radeau dans un naufrage. Bien serrés les uns aux autres, accrochés aux poutres de bois, collés les uns à côté des autres. Soit tout le monde s'en sort soit personne ne s'en sortira. Nous avons été obligés de considérer la nature d'une manière différente : comme une mère que nous devons aimer et respecter parce que nous l'avons violée et outragée et elle a voulu nous faire comprendre à la rencontre de quel drame nous sommes en train d'aller. La mer, le ciel, la terre, l'air ont retrouvé des couleurs, des parfums, des aspects que nous ignorions. Nous avons vu des choses qui à cause de l'homme étaient cachées auparavant, à cause du progrès. Pourrons-nous à recommencer à vivre dans un monde différent ? Ou plutôt parviendrons-nous, conscients de cette expérience négative, à respecter la terre afin d'éviter que cette dernière se venge sur notre santé ? Le soleil filtre à travers une fente dans le volet. C'est ennuyeux, mais cela m'indique le matin. J'en suis heureux. Cela veut dire qu'il est jour, que je peux me réveiller : le cauchemar est terminé. J'ai fait un mauvais rêve : un terrifiant virus contagieux avait frappé le monde entier… tout était arrêté… on ne comptait plus les morts. Les gouvernements avaient dû fermer les États, les régions, les villes, pour faire face aux contaminations…

Mes enfants ? ! Je n'avais pas pu les voir pendant longtemps, combien de temps ?

Il n'y avait pas moyen de sortir. Les écoles, les bureaux, les magasins… c'était comme être enfermé dans une bulle où le temps et l'espace s'étaient arrêtés.

Ceux qui avaient la foi priaient.

J'ai vu à la télévision des rangées et des rangées de fourgons de l'armée qui transportaient des cercueils, car les cimetières ne pouvaient plus en contenir. C'était dur à voir.

Des images de médecins et infirmiers en combinaison d'astronaute étaient diffusées aux informations. Mon front est perlé de sueur. Je cours dans la salle de bains et me rince le visage et je vais ensuite sur le balcon.

Il y a un étrange silence : aucune voix d'enfant allant à l'école, de portes de voiture, de volets ou de balcons qui s'ouvrent. Personne ne marche dans la rue.

Rien, rien, rien. Un monde endormi, drogué. Mais que se passe-t-il ? Tout s'est arrêté, figé comme une carte postale. Un silence anormal.

Personne dans les parages. Je regarde mieux autour de moi : ce n'est pas un cauchemar.

C'est la réalité. Le monde entier s'est arrêté.

On a presque l'impression de devoir retenir son souffle pour ne pas faire de bruit. Tout est suspendu. Pourtant à dix-huit heures quelque chose se passe ! Nous sommes tous aux balcons et aux fenêtres de nos maisons. Nous avons découvert des voisins d'immeuble et de palier que nous n'avions jamais vu et maintenant nous les regardons comme des naufragés cramponnés à des troncs au milieu de la mer. Il y a ceux qui sortent le drapeau et ceux qui chantent : des gestes superstitieux ou comme pour dire « tu n'es pas seul, je suis là aussi ».

Des personnes auxquelles nous n'avions jamais adressé un regard ou un mot et auxquelles désormais on dit : « allez frère, nous sommes encore là, une autre journée est derrière nous… salut, on se voit demain ». Une nouvelle humanité et un nouveau respect envers la nature. Une nature qui veut se venger sur nous, non, au contraire. Elle veut que nous réfléchissions, elle veut que nous assumions des décisions et des comportements différents. Que nous essayions de mieux vivre, entourés d'espaces habitables et salubres. La nature comme une mère bienfaisante et éducatrice de ses enfants.

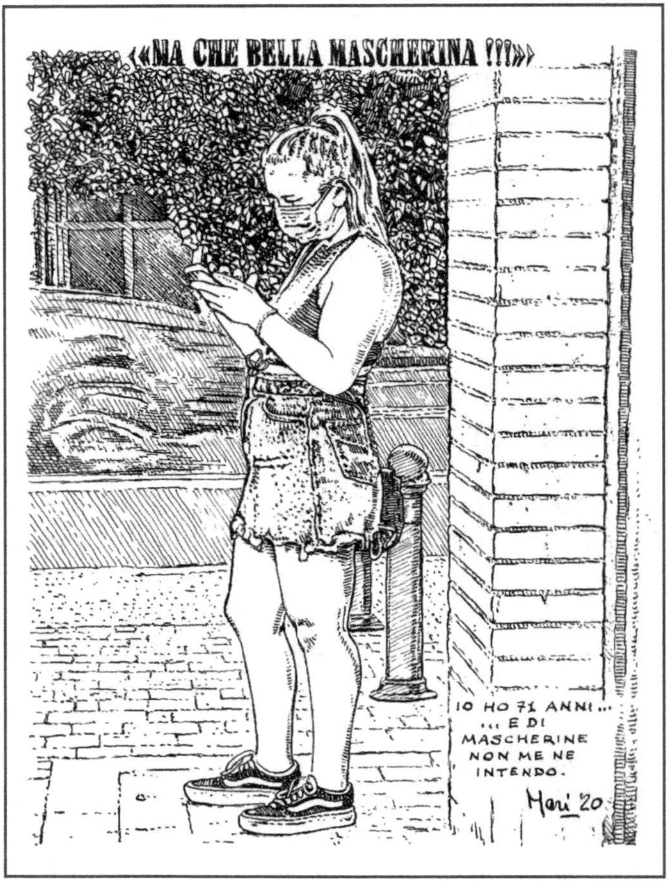
«MA CHE BELLA MASCHERINA !!!»
IO HO 71 ANNI...
... E DI
MASCHERINE
NON ME NE
INTENDO.
Mari '20

« Mais quel beau masque !»
J'ai 71 ans ...
... et je ne suis pas un expert en la matière.

ERMANNO MARCO MARI

RSA : BONNES NOUVELLES

Bernardo Marrazzo
Spécialiste en pneumologie – Mesoraca (KR)

La chance, le bon sens, la position géographique et la Providence ont œuvré ensemble pour un résultat final incroyable : zéro contamination dans notre résidence RSA (résidence sanitaire d'assistance, une structure sociale et sanitaire dédiée aux personnes âgées qui ne sont plus autonomes, qui ont besoin de soins de santé continus, de soins infirmiers ou de réadaptation), dans une période où les bulletins nationaux donnaient des chiffres alarmants de personnes âgées décédées à cause de la pandémie en cours. Depuis des années je travaille comme directeur médical dans une RSA calabraise de 58 lits conventionnés, et pendant chaque hiver passé j'ai vu nos hôtes âgés attraper la grippe, même s'ils s'étaient vaccinés dans les délais requis. Les vieux, normalement, ont d'emblée d'autres pathologies, du diabète à l'hypertension artérielle pour ne citer que les plus fréquentes, pour cette raison les réponses immunitaires sont en partie compromises. En plus, à cause de leurs pathologies, la prise répétée de médicaments, non sans effets secondaires, interfère avec le fonctionnement des organes, en particulier les soi-disant émonctoires, le foie et les reins. Pour cette raison, avec la population gériatrique, il est nécessaire d'être très prudent dans l'administration de nouveaux médicaments. Comme toutes les structures sanitaires, nous étions déjà préparés au début de l'hiver à une vague massive de grippe, donc nous avions pris certaines précautions pour en limiter la diffusion. Des précautions qui se sont ensuite révélées très utiles pour empêcher l'infection par la Covid-19. Depuis février 2020, un mois avant le confinement, la direction sanitaire de la structure, suite à des réunions des dirigeants médicaux, avait approuvé une norme transitoire qui empêchait l'accès à la maison de repos aux étrangers et surtout aux membres de la famille, afin de protéger les résidents, toujours trop prédisposés à la contagion. De plus le personnel de santé a été sensibilisé, à commencer par les OSS (opérateurs sociosanitaires), sur la nécessité d'une parfaite hygiène des mains, ainsi des distributeurs de gel désinfectant ont été placés dans les points d'accès stratégiques tant des chambres que des pièces à usage commun et des gants à mono-usage partout.

Les masques accumulés les années précédentes et ceux commandés quand la nouvelle de l'infection généralisée à Wuhan, en Chine, s'était répandue ont été très utiles dans la période de pénurie généralisée qui a suivi. Bien que nous n'ayons pas pris de décisions particulières, mais avec la simple prudence et le partage des règles d'hygiène, nous avons réussi à garder la Covid-19 à distance.

Je précise, en outre, que dans les cas suspects on a fait le tampon nasopharyngé, en particulier 33 tampons ont été réalisés sur le personnel en service, toujours pourvu de masques. Encore 12 tampons ont été effectués à l'hôpital ou en privé par les résidents avant d'être hospitalisés et ensuite transférés en maison de repos. Pour finir, des tampons ont été également faits au personnel qui rentrait en service après le chômage technique.

Maintenir le bon équilibre émotionnel pour affronter le confinement n'a pas toujours été facile surtout en famille, où la peur de la contagion était toujours présente. La réclusion forcée, une période complexe à bien des égards, s'est également révélée une grande opportunité pour nous êtres humains, ou tout du moins pour ceux qui n'ont pas l'habitude de critiquer, de manipuler les autres, d'avoir une perspective négative et d'entraîner ceux qui écoutent dans un état émotionnel d'inquiétude.

Pour moi, personnellement, la solitude, ou mieux encore le confinement, le silence et l'absence de confusion dans les rues, m'ont fait découvrir les choses les plus petites, négligées depuis toujours. Voir les premières petites feuilles et bourgeons sur les arbres qui s'éveillaient de la torpeur de l'hiver, écouter Mozart pendant que je lisais des nouvelles alarmantes sur les maisons de repos de notre Pays, sentir le parfum de l'herbe fraîche ou des aliments durant la cuisson, savourer avec goût un plat qui me rappelait les traditions culinaires de ma famille d'origine et remercier d'être encore en vie et en bonne santé avec mes parents, pour pouvoir apprécier toutes ces petites/grandes choses de l'existence humaine. Tout doucement je suis parti à la recherche de moi-même, comme si toutes ces années vécues entre la famille et le travail frénétique m'avaient ôté le temps ou la capacité de réfléchir plus à fond, pour comprendre vraiment les priorités de la vie.

Il fallait aller à la recherche du début, remettre les pendules à zéro et commencer à donner la bonne importance à la Nature, à la beauté, à tout ce qui ne peut pas être acheté avec l'argent, comme l'amour inconditionné et l'amitié authentique.

Être enfin conscients de ce qui est utile par rapport à l'inutilité, comme par exemple certains comportements mécaniques introjectés dans le temps pour le bon vivre social, mais complètement inutiles pour notre équilibre psycho-physique et nocifs pour notre sérénité.

Dans ce contexte de peur de la contagion et de plus grande conscience de la mort imminente, vue dans les images répétées à la télé des nombreux morts dans les hôpitaux, dans les maisons de repos et dans les autres Nations, on sent le besoin de remercier la Providence pour la famille que nous avons, pour chaque acte d'affection que nous recevons, pour la conscience et l'intellect qui nous permettent un bon discernement.

La certitude que la science, les savants et le partage des recherches dans le monde parviendront à contrecarrer avec des armes appropriées ce virus me donne la force pour affronter les responsabilités quotidiennes envers mes patients d'âge avancé dans la structure et les devoirs familiaux à la maison, en défiant la peur de la pandémie.

LES ÉMOTIONS EN CONFINEMENT

Anastasia Carcello
Spécialiste en radiodiagnostic et psychothérapie – Bologna

Ils ont été nombreux à essayer de me réduire au silence, sans succès, en me faisant du chantage affectif ou de pouvoir ou encore en dénigrant ouvertement mon travail. Beaucoup ont essayé de me transmettre la peur qui vivait en eux depuis toujours, avec des émotions destructrices et des scénarios futurs catastrophiques, sans jamais faire mouche.

Quand on exprime sincèrement ses pensées on provoque presque toujours une réaction négative de ceux qui nous écoutent, surtout s'il s'agit du proche ou de l'ami/e auquel/le on tient le plus. Peu de gens sont disposés à accueillir, comprendre, respecter et accepter une pensée ou un comportement différent du sentiment commun.

Pour changer les habitudes, souvent non partagées, il faut avoir le courage de ses propres idées et de ses actions, en affrontant la possibilité d'échouer et la peur d'être jugé.

Pour cela je dois toujours me souvenir de mon Âme supérieure, écouter la voix de la conscience liée à ma spiritualité, repoussée par l'esprit rationnel et méconnue de la plupart des êtres humains. De cette manière on peut annuler les automatismes comportementaux, nés d'un conditionnement social, familial et religieux, dont la sphère économique représente la force de propulsion.

Il est difficile, mais pas impossible, que les personnes changent à cause des obstacles ou grâce à l'expérience ou même pour le confinement.

Quand un changement voué à la véritable compréhension de la vie se manifeste, il s'agit d'un miracle que l'âme accomplit, déterminée à poursuivre une évolution spirituelle.

Dans ce confinement beaucoup d'émotions se suivent en nous, sans le temps nécessaire pour les mettre à feu une à la fois, elles se chevauchent pour ne pas laisser d'espace temporel à la réflexion et à l'analyse.

La première sensation est de désarroi.

Mais je n'arrive pas à le qualifier de peur de l'inconnu, donc je le transforme en silence mental de couleur blanche, de telle manière que l'absence de couleur inonde mon cerveau et couvre mes pensées comme une couverture de neige.

Le climat serein, l'air pur et le silence absolu évoqués produisent un état de paix mentale, loin du bourdonnement de pensées désordonnées et des inquiétantes mises à jour quotidiennes. Ne pas savoir comment affronter le virus ne tranquillise guère, au point que même les experts ne le savent pas entièrement. On devient conscient que la science et la médecine ne nous protégeront ni de la contagion ni de la mort, seuls les équipements de protection individuelle, comme les masques, le confinement forcé et l'hygiène, surtout celle des mains, arrêteront ce salaud, au moins tant qu'il n'y aura pas de thérapie ciblée. Pour le moment il n'y a pas de médicaments capables d'éradiquer cet ennemi dès son apparition, donc il continue d'avancer parmi les gens, sans être dérangé, se déplaçant d'une maison à l'autre, malgré tout on espère en un possible vaccin à l'avenir.

Voilà pourquoi je me concentre sur ce que je dois faire : m'occuper de ma petite fille âgée d'un an, cuisiner pour tout le monde et faire ces activités domestiques qui nous aident à vivre et survivre avec dignité, surtout pendant ce confinement.

Je suis la plus âgée à la maison et les jeunes veulent me protéger des risques liés à l'âge et à mes maladies de base, donc je ne sors sous aucun prétexte et pour les courses s'alternent les jeunes, mari et femme, tandis que je reste chez moi à tuer le temps qui se dilate et les pensées négatives.

Je m'invente des travaux importants à terminer pour une date fixée, parce que les engagements doivent être maintenus, ainsi je commence à broder, même si je ne suis pas experte en la matière, et à coudre, comme débutante, des serviettes de table artisanales qui une fois terminées me donnent l'idée du temps passé, comme faisait Pénélope. Je suis convaincue qu'il est important de maintenir la manualité et l'attention dans ces circonstances anormales et d'écouter de la musique classique ou légère, du moment qu'elle encourage des sensations agréables. Les semaines se suivent à un rythme incessant, on a parfois l'impression d'être en caserne, surtout le matin, quand l'alternance entre les ablutions et le petit-déjeuner précède le nettoyage de la maison et la préparation des repas. Par moments la colère se manifeste dans l'esprit, d'une couleur rouge feu, une sensation destructrice qui entoure chaque geste et chaque mot prononcé. Elle provoque la dispute, elle déchaîne l'intolérance et crée une atmosphère électrique, alors il faut s'arrêter, respirer à fond, il vaut mieux aller sur la terrasse et si tu peux crier, il faut crier le plus possible, ou alors inspire et expire à fond. En attendant, pose-toi quelques questions : Qui suis-je ? Comment je m'appelle ? Qu'est-ce que je fais ici ? Quand finira ce cauchemar ? Ai-je des alternatives ? Et ensuite le silence… Respiration profonde. La réponse arrive toute seule : je suis en vie et je vais bien ! Je peux me déplacer et donc… je vais préparer un gâteau pour tout le monde !!! Il faut combattre ce sens d'abandon qui vire vers un sens d'incompréhension et de jugement sévère. Je me sens blessée par les mots et négligée, non seulement par les amis et les amies, ou par les membres de la famille lointains, mais surtout par ceux qui sont proches, très proches, qui partagent le confinement avec moi. Cette sensation exclut sa jumelle : l'abandon qu'éprouvent également ceux qui sont à tes côtés, la déception qu'ils éprouvent face à tes réponses enragées, non alignées sur le fil de l'affection et de la compréhension. Tu comprends alors que tes pensées et tes peurs ne t'appartiennent pas entièrement, mais elles sont aussi perçues par ceux qui sont proches de toi et essayent de les cacher pour te protéger. La présomption de te croire plus malheureux que les autres dans cette ségrégation te déprime, heureusement de manière occasionnelle, car tu ne peux même pas aller en pharmacie et tu as très envie de te promener longtemps dans un parc verdoyant. Le soleil se fait rare dans ces rues étroites entre les vieux immeubles du centre-ville, on peut le poursuivre du matin au coucher de soleil de la fenêtre à des heures précises pour le regarder brièvement, mais suffisamment pour en recevoir chaleur et courage.

Il suffit d'un éternuement en plus pendant la journée ou d'un mouvement intestinal accéléré pour songer à une infection virale et tomber dans l'angoisse de la maladie et de la mort, même si depuis des jours on n'a pas de nouveaux contacts en vivant enfermés depuis le début du confinement.

Le soir, ensuite, quand je vais me coucher je me demande parfois si je suis prête à mourir et qu'est-ce que j'imagine qu'il se passe après. La mort est l'une des seules certitudes de notre vie, personne n'est immortel et donc on ne peut pas l'éviter.

Après tant de pensées, doutes, séminaires et recherches même fantastiques sur la mort et l'autre dimension, ai-je encore peur de ce qu'il y a après ? Est-ce que ma Foi me soutient ? Mes parents, ma grand-mère, mon frère, les personnes que j'ai beaucoup aimées me viennent à l'esprit et je les remercie, car ce sont bien ces dernières qui effacent la peur de ma mort : au fond il s'agit d'un simple transfert d'énergie de mon vivant à ma mort, à travers une fenêtre qui s'ouvrira sur un lieu lumineux où je ne serai jamais seule, comme je l'aurais parfois été de mon vivant.

Je profite enfin d'une évasion de la prison, la maison de ma fille, grâce à un week-end de libre sortie, que je passe en solitude complète chez moi au milieu de la verdure, pour mettre de l'ordre dans mes pensées et sentiments.

Nous sommes toujours tous prêts à juger et pontifier sur les agissements d'autrui, mais peu enclins à juger les nôtres. Nous n'arrivons pas à comprendre nos peurs, souvent inconscientes, qui conditionnent négativement notre comportement. Nous savons bien être de passage dans cette vie terrestre, où tout est temporaire, et tôt ou tard nous reviendrons à la source ou plus précisément à la demeure du Père, cela toutefois ne nous aide pas à améliorer notre conduite sur terre. Même en ce moment alors que, comme si nous étions en guerre, nous écoutons les communiqués journaliers d'environ 700 morts par jour à cause du coronavirus.

Je pense à toutes ces personnes infectées en soignant les malades, tout comme les médecins et les infirmiers décédés en service, tandis que je persiste à rester sur terre désormais sans beaucoup d'enthousiasme et serais prête à décoller pour l'outre-tombe, considérant que mes meilleures années sont derrière moi et dans l'espoir d'avoir mis en acte au moins partiellement le but de ma vie. Deux souhaits persistent toutefois, mieux élaborés pendant le confinement et à réaliser avec la bonne volonté de tous et en particulier de la profession médicale : le premier concerne la déontologie professionnelle entre nous médecins. En d'autres mots, éducation et plus de respect entre collègues, en arrêtant de médire des autres et de les dénigrer surtout dans leur dos. Les motifs peuvent être divers, vrais ou faux, mais tous ont pour but le même résultat : gagner du prestige et une plus grande estime ou en tirer un avantage matériel.

On ne respecte plus les avis différents du nôtre dans la gestion d'une maladie ou d'un parcours organisationnel, donc on réagit impulsivement, sans connecter la langue au cerveau ni songer aux conséquences.

Une chose est sûre, personne parmi nous n'aime recevoir le même traitement fait de critiques ou de jugements négatifs manifesté en public, à moins d'être convaincu d'être tellement bon et infaillible que personne ne pourra désapprouver notre travail. Le comportement irrespectueux est particulièrement destructeur surtout si manifesté en privé à l'égard du patient qui demande notre expertise, après être allé chez son médecin de base ou chez un autre spécialiste. Il est plus facile d'être doué « après », en profitant de l'interprétation et de l'erreur d'autrui, en empochant ensuite les mérites quand on arrive au diagnostic correct par exclusion. On oublie souvent qu'en parlant mal d'un collègue en toutes circonstances on décrète le manque de confiance envers la profession médicale et l'effet négatif devient un boomerang. Si on ne partage pas l'avis d'un collègue, qu'il soit connu ou inconnu, nous pourrions communiquer directement avec lui par téléphone, courriel ou autre et dire avec honnêteté ce qu'on pense. Mais ce parcours demande du temps, de la bonne volonté et l'humilité d'affronter un problème qui selon nous a déjà été résolu grâce à notre « compétence ». Le deuxième souhait à partager avec tous les médecins, surtout avec les conseillers légaux, est la dépénalisation de l'acte médical. On ne peut pas continuer à travailler dans la peur d'une plainte, en suivant les seules règles de la médecine défensive qui met au deuxième plan le bon sens et l'intuition clinique. Cela comporte une consommation majeure des ressources économiques à travers la demande d'ultérieurs approfondissements avec des examens instrumentaux coûteux et pas toujours nécessaires qui allongent la durée du diagnostic et du cadre thérapeutique.

En poursuivant ainsi il y aura à l'avenir de moins en moins de médecins pour s'occuper des malades et plus d'avocats pour les défendre pour faute professionnelle médicale. De telle manière les assurances deviendront plus chères tandis que les patients trouveront toujours une raison pour dénoncer un professionnel de santé seulement pour obtenir un dédommagement. N'oublions pas la dépression et l'envie de ne plus travailler comme avant des médecins après n'importe quelle plainte. Je me rappelle avec tristesse d'un collègue qui s'est suicidé suite à une condamnation injuste. Réfléchissons bien sur cet argument, considérant que nous risquons de passer de héros de la santé à « coupables » des nombreuses morts de Covid-19. Cette pandémie peut nous apprendre encore beaucoup de choses auxquelles on ne donnait pas d'importance.

Chaque leçon est adressée à ceux qui doivent changer à cause de leur comportement indigne à l'égard des êtres vivants et de la Nature, malheureusement nous savons que ceux qui devraient devenir meilleurs ne comprendront jamais. Une des nombreuses considérations en période de Covid-19 concerne la valeur que nous attribuons à l'argent au sens positif et négatif. Il reste toujours une source d'énergie indispensable au vivre humain, mais en l'espèce, l'argent démontre son inefficacité à ceux qui en ont trop, surtout si gagné d'une manière peu transparente : la pandémie ne fait aucune différence entre le milliardaire et le clochard et ne servira ni à éviter l'infection avec ses graves conséquences ni à contourner le confinement. Le Coronavirus nous enseigne en plus que nous avons tous peur de mourir de faim : la nourriture devient une priorité essentielle et indispensable, au point de justifier des réserves alimentaires exagérées par peur de se retrouver soudainement en pénurie.

Toutefois faire ses courses chaque jour est la seule raison qui permet de sortir de chez soi et juste pour interrompre pour quelque temps le confinement on achète des aliments que jamais nous n'aurions achetés avant la pandémie.

Nous avons aussi appris à quel point la famille est importante, surtout dans une époque où les divorces, les séparations et le départ des enfants pour d'autres destinations ont réduit le foyer familial à une seule personne, souvent porteuse de quelques maladies. La solitude dans cette situation peut ne pas être perçue parce qu'on a déjà l'habitude de vivre seuls. Au contraire, ceux qui vivent des rapports ambigus en famille, avec des partenaires émotionnellement distants ou avec des enfants rebelles et des parents inflexibles, rester proche jour et nuit peut déclencher des moments d'impatience réciproque avec la possibilité de dégénérer en disputes violentes. Il faut également inclure les mauvais traitements, accrus pendant le confinement, sur les proches les plus fragiles, qui font mieux deviner à quel point la famille peut être un lieu malsain de souffrance cachée, même en temps normal. Est-ce que notre foi augmente ou diminue pendant la phase la plus contagieuse du Covid-19 ? On prie et on médite plus avec les autres à distance. Ne pouvant pas se rendre dans les lieux de culte, on organise en ligne des prières, des méditations, des approfondissements sur les Évangiles, sur la spiritualité et sur le but de notre vie.

Cela pourrait sembler une des nombreuses manières de passer le temps à la maison, mais en réalité toutes ces rencontres poussent à une réflexion individuelle, pour cette raison moi aussi j'ai suivi certains groupes spécifiques que je considérais comme utiles à l'Esprit.

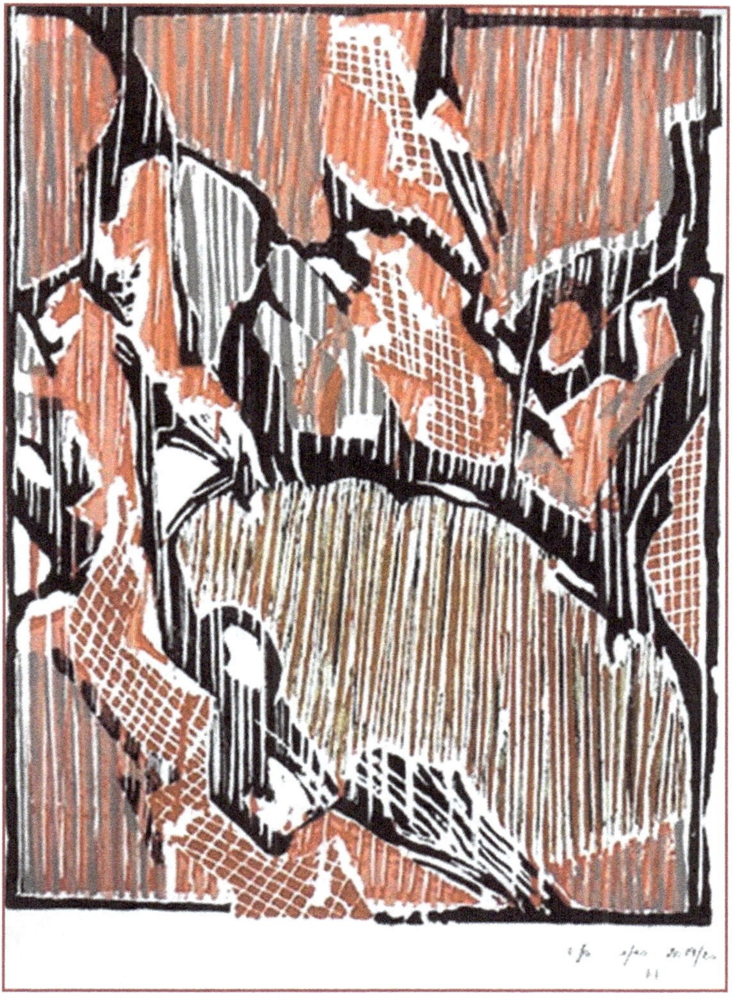

COURAGE – *ALAIN HARVET*

2020 ANNÉE MÉMORABLE

Mariantonia Altimari
Spécialiste en psychiatrie – Crotone

Au cours des premiers mois de cette année bissextile, 2020, nous avons vécu une période inattendue, qui restera dans la mémoire historique à jamais, à cause d'une pandémie de Coronavirus, responsable du Covid-19, grave maladie qui en peu de temps a provoqué de nombreux décès dans tout le monde.

La peur de la contagion, sous-estimée au début, a changé notre mode de vie, à commencer par les habitudes sociales. Le confinement obligatoire nous a empêchés de nous rencontrer comme avant, tant avec les proches qu'avec les amis : plus de dîners conviviaux ni d'apéritifs ni de rendez-vous au cinéma tous ensemble. Même les salles de gym et les centres de physiothérapie ont été fermés. Les accolades ont été interdites et même se serrer la main n'était plus possible, même quand on se rencontrait dans les seuls endroits fréquentés comme le supermarché ou la pharmacie, rigoureusement avec le masque.

Pendant ces deux mois de réclusion forcée, nous n'avons pas pu communiquer en personne avec les proches et les amis pour nous raconter notre quotidien et partager le malaise du changement soudain. Une série de décrets avaient été publiés par le gouvernement afin d'éviter une nouvelle propagation du virus pour réglementer les seules sorties de chez soi.

On pouvait sortir exclusivement pour se refournir en vivres ou médicaments. Tous les magasins de vêtements, de chaussures, les parfumeries, les librairies, etc. avaient été fermés avec de graves dommages économiques pour les activités commerciales. Même les bureaux administratifs avaient été fermés et on travaillait en ligne depuis la maison. On a arrêté tous les transports, les avions, trains, bus, véhicules privés, seuls les fourgons des denrées alimentaires, des médicaments et des livraisons à domicile circulaient. Les seuls endroits où l'on travaillait plus que d'habitude étaient les hôpitaux et les cabinets des médecins de base, tous restés ouverts pour faire face à l'urgence Covid-19. Les opérateurs sanitaires, surtout les médecins et infirmiers, ont compris tout à coup que le temps n'était plus suffisant pour suivre correctement la multitude de malades qui remplissait les urgences. Ils luttaient sans armes contre un ennemi inconnu et invisible avec le risque de s'infecter et d'amener le Covid-19 à leurs familles, et souvent ils redoublaient leur tour sans rentrer chez eux. Moi aussi, médecin spécialiste en psychiatrie actuellement à la retraite, j'ai vécu cette période critique avec une particulière appréhension en tant que femme d'un MG encore en service. En cette circonstance j'ai ressenti de près la peur de la contagion à travers mon mari, qui tous les matins se rendait à son cabinet, où au moins dix patients assez âgés l'attendaient. Comme tout le monde, lui aussi, travaillant en permanence sans soutien de la part des institutions ni des directives ministérielles, avait pris en considération le danger réel de la contagion.

Dépourvu au départ d'EPI et de directives à suivre, sans perdre plus de temps et en accord avec ses collègues, il a décidé de s'occuper en autonomie du réapprovisionnement de masques, gel désinfectant, blouse et gants jetables pour sauvegarder sa propre intégrité, celle de sa famille et des patients. Bref j'avais dépassé chaque limite, devenant presque maniaque, tant étaient grandes l'appréhension pour la contamination et la préoccupation de l'éviter. Je ne faisais que nettoyer tout le temps la maison, les mains, désinfecter tout ce qui était touché au retour à la maison, laver les vêtements portés, laisser toujours les chaussures dehors sur le pas de la porte de l'appartement, mettre les sacs des courses sur le balcon pour les laver tout de suite après. Je concoctais d'autres astuces auxquelles je n'avais jamais pensé avant dans la crainte d'avoir apporté de l'extérieur des objets contaminés. À la maison, mon mari et moi gardions les distances, surtout pendant les repas et quand nous regardions la télé et la nuit on ne dormait plus ensemble, chambres séparées au point de sembler presque des étrangers. Toutefois l'angoisse, la peur et la préoccupation pour notre fils transféré, seul, resté bloqué à 1 000 km de distance du confinement qui, en imposant à tous de rester chez soi, empêchait les voyages. Avoir à faire avec tant d'émotions inexprimées faisait perdre l'harmonie entre nous et parfois l'atmosphère devenait électrique, à cause de la prévalence de l'irascibilité sur la vulnérabilité. Toutes les deux jouaient avec notre humeur, toujours plus instable. Je m'efforçais de maintenir un air sûr et confiant, mais je n'y arrivais pas toujours et parfois l'incertitude du futur m'angoissait outre mesure.

Cependant le soir arrivait, malgré les journées apparemment interminables, et heureusement nous pouvions continuer à interagir avec notre fils.

Nous allions nous coucher stressés, toujours plus tard, en espérant nous endormir tôt à cause de la fatigue, pas seulement physique, mais concrètement, les nuits étaient souvent sans sommeil. Quand je sortais pour faire les courses j'éprouvais une sensation bizarre, comme d'égarement, en voyant les rues vides, les magasins fermés. La difficulté à reconnaître les personnes amies avec le masque quand elles me saluaient augmentait mon sentiment d'égarement. Même en restant enfermée chez moi, comme tout le monde du reste, le silence des rues, jamais vu auparavant, et l'atmosphère étouffée de la ville autrefois bruyante, me faisaient penser qu'en dehors du balcon ou de la fenêtre il n'y avait plus rien, comme si la fin du monde était imminente et cela m'angoissait encore plus. Le martèlement continu de la télé qui délivrait les mises à jour de la progression de la pandémie, en spécifiant le nombre des personnes hospitalisées, des contaminés, des décès, des patients en soins intensifs, etc. était devenu pire qu'un bulletin de guerre. Pour compléter le sentiment d'impuissance et alimenter la peur de la mort, les journaux télévisés répétaient plusieurs fois par jour la vision de scènes horribles, provenant de la morgue de l'hôpital de Bergame, la ville la plus frappée par le Covid-19. Ces morts enfermés dans les sacs noirs par terre, les 300 camions de l'armée, utilisés pour transporter les dépouilles dans d'autres villes pour la crémation, m'ont rappelé l'importance de l'homme et de la médecine en particulier, créant dans mon esprit des images ineffaçables, qui resteront gravées à jamais.

En même temps, pendant cette période, la technologie des portables et des tablettes nous a aidés et nous a permis de nous voir grâce aux appels vidéo. La consolation de voir notre fils, resté à Bologne, les frères, les proches, les amies et les amis, tous lointains, a allégé nos angoisses et nos peurs.

Ces deux mois de confinement nous ont fait vivre une expérience émotionnelle unique, qui nous a marqués profondément et restera dans les esprits pour toujours.

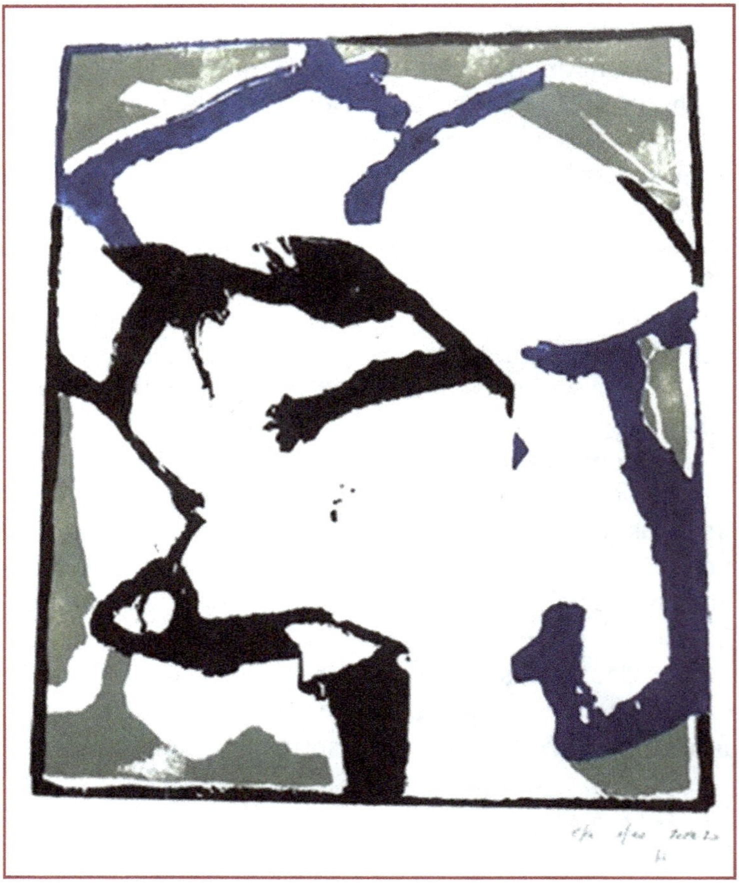

ÉTREINTES GLACÉES – *ALAIN HARVET*

UN ÉTÉ ANTICIPÉ À CROTONE EN QUARANTAINE

Ermanno Daniele
Sciences infirmières 118 – Crotone

Aujourd'hui ressemblait à l'habituelle journée de travail en plein été…

À Crotone l'été arrive tôt, au point qu'il est facile de voir les gens se faire bronzer sur la plage et les plus courageux se baigner même dans la mer. Pourtant, nous sommes encore fin mars de l'année 2020, en plein confinement, au terme d'un tour de travail différent de l'ordinaire, qui hélas est désormais en train de devenir routine. Aujourd'hui, en cette période particulièrement critique, nous personnel sanitaire sommes considérés tels des « héros » et la chose devrait nous faire plaisir et nous remplir de fierté, mais paradoxalement nous regrettons le bon vieux temps, quand nous étions dénigrés, et qu'on nous appelait « les planqués en CDI », ou dénoncés pour le piteux état du système sanitaire. Aujourd'hui nous répondons en retard aux appels des secours, car nous devons attendre les temps techniques d'achèvement de la sanification de l'ambulance et de l'équipement qui vient d'être utilisé. En plus nous avons besoin de temps supplémentaire afin de mettre cette armure peu confortable nécessaire pour affronter un ennemi invisible. Mais malgré tout les personnes nous remercient dès que nous arrivons sur place et toutefois malgré cela le bon vieux temps des insultes que nous encaissions, même si nous faisions de notre mieux pour arriver le plus tôt possible nous manque.

Aujourd'hui les patients nous appellent pour la même raison, ils ont tous les mêmes symptômes : toux, fièvre et problèmes respiratoires et cependant le bon vieux temps, quand les motifs de secours étaient assez variés, nous manque. Aujourd'hui quand les personnes nous rencontrent, même les amis et les proches, ils font semblant de ne pas nous voir ou ils prennent immédiatement leurs distances par précaution, parce qu'ils savent que travaillant dans l'environnement sanitaire (hôpital et ambulance), nous pouvons être porteurs du coronavirus et pour cela le bon vieux temps nous manque où les gens voulaient rester avec nous non pas parce que nous avions un emploi à durée indéterminée, mais parce qu'ils avaient confiance en notre service et ils avaient beaucoup d'estime pour nous. Une chose n'a pas changé ! Aujourd'hui comme au bon vieux temps nous sommes les premiers à avoir un contact direct avec les patients sur le territoire pendant ce confinement, sans savoir s'ils sont ou non porteurs de coronavirus, positifs, faiblement positifs (avec une charge virale peu importante) ou négatifs. De là la nécessité de nous protéger en utilisant les DPI (dispositifs de protection individuelle) pour éviter de nous faire contaminer à notre tour et de porter ensuite le virus dans nos foyers. Mais le véritable problème est que de tels dispositifs de protection ne sont pas toujours disponibles ; au contraire ils étaient complètement insuffisants au début du confinement. Aujourd'hui on parle de Guerre au Covid-19, mais nous savons tous qu'en guerre on fait des gestes inconsidérés et inhumains, alors que le Covid-19 est une maladie qui doit être soignée et non combattue.

La maladie frappe des personnes qui deviennent fragiles, qui souffrent aussi à cause du confinement et de l'impossibilité de voir leurs proches. C'est pour cette raison que nous, personnels sanitaires, devons rester à leurs côtés et les consoler jusqu'à leur dernier souffle, en particulier ceux qui ne survivront pas.

Aujourd'hui toutefois, il y a vraiment une guerre, et c'est nous personnel de santé qui luttons pour toujours avoir les équipements de protection individuelle et les protocoles, surtout pour les parcours et pour les lignes directrices, de manière à pouvoir obtenir une organisation efficiente et protectrice pour nous-mêmes et pour les patients !

REGARD

Tiziano Zurlo
Spécialiste en oto-rhino-laryngologie – Milano

Le silence du service est rompu par un cri : « Au secours maman ! »

Une petite femme fragile, accrochée à l'oxygène, désormais en phase pré-terminale, s'accroche à la personne qu'elle chérit le plus. Les infirmières contrôlent l'état de la patiente et se rendent compte que quelque chose ne va pas. J'entre dans la chambre et je m'aperçois que la petite femme a un regard différent, intense, brûlant. C'est la volonté de vivre, l'appel à l'aide à la personne la plus chère. Puis le silence complet et tout redevient tranquille. Je termine mon tour. Deux jours plus tard, je demande des nouvelles de la patiente, qui respire mal, mais qui a cette étrange expression dans ses yeux, qui ne parle ni ne bouge.

C'est la même expression qu'un nouveau-né, à la recherche du monde. Tant de dignité, tant de volonté de vivre dans la conscience du passage.

Je n'ai pas oublié ces yeux et je me rends compte que parfois un geste approprié accompagne le détachement plus que les soins. Maintenant que l'urgence s'est calmée, chacun est revenu à sa routine, croyant que tout est fini.

Mais combien de fois encore le cri « maman » lié à un regard intense transpercera-t-il mon regard ?

C'est le cours de la vie qui nous apprend des choses et marque à jamais notre chemin.

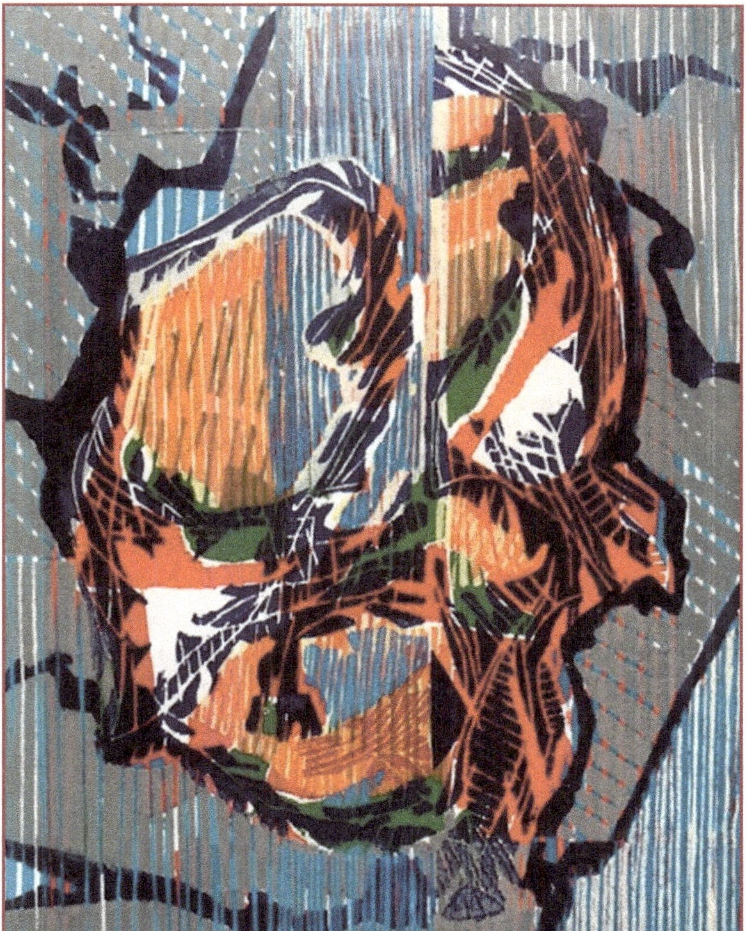

RAPACE – *ALAIN HARVET*

JOURNAL DES PREMIERS JOURS DE Covid-19

Ombretta Grassi
Spécialiste en néphrologie médecine interne – Province de Milan

Je suis médecin hospitalier, spécialisée en néphrologie, et comme tous mes collègues j'ai été frappée par le tsunami provoqué par le coronavirus. Je vis et je travaille dans le Nord de l'Italie, dans la province de Milan, l'une des zones les plus chaudes de la pandémie de Covid-19. Mon histoire commence le 20 février, quand mon fils me communique que le premier patient positif au Covid-19 a été confirmé à Codogno, et moi qui lui réponds « ... tout est fini ! » Certes, la fin des habitudes est arrivée. Malgré tout ce qu'on peut dire, le Covid-19 a changé notre vie, notre façon de penser, d'interagir entre nous, et les priorités de chacun de nous.

Il a imposé ses règles, en nous mettant en condition de les accepter. Le 24 février j'étais en clinique pendant que les dirigeants de notre hôpital essayaient de concrétiser les bonnes dispositions pour la protection des opérateurs de santé eux-mêmes et des usagers, mais tout était si confus et incertain, presque surréel. Tant de questions, mais pas ou peu de réponses, principalement théoriques. Cependant il n'a fallu que quelques jours pour entrer en collision directe avec Lui, le Covid-19. Le premier patient de notre territoire a été accueilli par moi-même aux urgences, dans des conditions critiques.

Je ne pourrai jamais oublier ce regard terrorisé et suppliant :

« Docteur, je n'arrive pas à respirer... *a fiadi minga...* », pendant que moi et mes collègues lui prêtions les premiers soins pour le stabiliser, munis de simples masques chirurgicaux. Le patient, malgré les dispositifs thérapeutiques mis en place, mourut quelques jours après, en me laissant une sensation de défaite et d'incertitude. Le destin a voulu que personne parmi nous personnel sanitaire n'attrape le Covid-19 dans cette circonstance. Au cours de ma vie professionnelle, j'ai géré de nombreuses insuffisances respiratoires, mais celle-là était « différente », au point que cette « diversité » a transformé notre activité quotidienne en une bataille continue : nous étions dans les tranchées, en première ligne, et sans armes appropriées.

À partir de ces premiers jours, les suivants ont été une succession d'événements, à commencer par le respect des nouvelles dispositions établies par la DS, qui se tenaient tête, se modifiaient et parfois se contredisaient, jusqu'aux initiatives personnelles que chaque médecin a mises en acte pour ses propres patients, pour leur sauvegarde.

C'était une bataille difficile et complexe, mais malgré tout on continuait à avancer. Nous avons vu la mort de nos yeux tous les jours et chaque jour nous nous poussions plus loin, nous engageant de plus en plus sur des fronts différents et difficiles. Nous avons eu une expérience directe d'une variété de Covid-19, y compris des situations diverses et des manifestations cliniques variées, dans lesquelles la meilleure décision possible devait être prise à chaque instant, conscients que cela ne suffisait pas toujours.

Nous-mêmes, avec nos patients et malheureusement avec les victimes, avons écrit presque tout ce qu'on sait sur le Covid-19 aujourd'hui. Mon service était Covid *free*, même si le *« free »* était assez relatif, parce que le tampon nasopharyngé n'était pas fait à tous les patients, surtout au début de la pandémie, ensuite on commença à le faire plus souvent, même si on découvrit que parfois la négativité du tampon n'excluait pas la maladie en acte.

Comme référente de mon service, je m'occupais aussi de patients fragiles sur le territoire, avec des maladies chroniques. Ces malades étaient suivis périodiquement avec des visites en cabinet pour limiter l'hospitalisation, mais pendant le confinement toute activité ambulatoire a été suspendue. Pour cette raison, afin de continuer à les garder sous contrôle, il fut décidé d'un commun accord d'utiliser la télémédecine. Un projet utile aux familles et à nous, personnels de santé, qui pouvions contrôler la santé des patients en vérifiant la thérapie et en programmant des examens supplémentaires dans des temps brefs, s'ils étaient indispensables. Le succès de ce projet fut confirmé par un de mes patients, quand il me confia qu'il n'avait jamais vu aussi souvent son neveu que pendant ces jours-ci. En effet, c'était justement aux familles d'aider les patients les plus âgés avec des appels vidéo et des tchats, pour les mettre en contact avec nous et pour partager d'éventuelles modifications thérapeutiques. Cela s'est révélé un excellent travail avec de très bons résultats : pour un patient seulement l'hospitalisation fut nécessaire, tandis que tous les autres sont restés à leur propre domicile. Nous avons vécu une expérience dure qui nous a tous mis à rude épreuve. Pour cette raison, quand je lis des plaintes contre les médecins pour les morts à cause du Covid-19, j'ai envie de hurler et de pleurer de colère. Parce qu'aucune des blouses blanches n'a jamais reculé face au danger. Nous étions là, en première ligne, avec beaucoup de peurs, beaucoup de doutes, en passant des nuits à tchatter avec d'autres collègues pour partager ou discuter de vieilles ou nouvelles thérapies, comprendre leurs succès ou échecs et les nôtres, et alimenter l'espoir que cette pandémie serait bientôt finie pour de bon. À cela il faut ajouter le temps pris sur le sommeil pour lire les dernières revues et les nouvelles publications sur les thérapies les plus indiquées pour être employées comme armes contre le Covid-19.

Nous étions là. Fidèles à nous-mêmes, au serment d'Hippocrate, que nous avions fait des années avant. Chacun de nous, tous professionnels de santé, a été profondément touché par les événements cliniques et la responsabilité éthique et morale de nos malades. Nous avons perdu plus de collègues dans une telle pandémie que de militaires pendant ces années de paix, mais pourtant je n'ai vu aucun drapeau en berne pour les victimes innocentes, pour les véritables guerriers du Covid-19. Mais ceci est une réflexion personnelle et dans mon cœur « aucune croix ne manque à l'appel ».

Nous avons vécu ces jours avec courage et détermination et malgré la menace constante d'être infectés et d'amener à la maison le « monstre » à nos proches, personne n'a hésité une fraction de seconde. Tous présents, solidaires avec nos collègues, et proches de la force du désespoir des membres de la famille qui ont été tenus loin de leurs proches pour leur sécurité. Cependant nous avons partagé avec eux l'angoisse de voir nos patients, seuls dans un lit, sans les affections habituelles. De ces jours reste un souvenir froid, transperçant, car nous savons tous qu'il pourrait revenir.

J'avais seulement 12 ans quand j'ai écrit dans un thème « une blouse blanche, un hôpital, et moi avec mes patients ».

MA VIE DIFFÉRENTE PENDANT L'ÉPIDÉMIE DE Covid-19

Rosaria Nigro
Pédiatre – Belvedere Marittimo (CS)

Je suis pédiatre hospitalier, j'ai cinquante ans, mais, restant toujours au contact avec les enfants, heureusement, je fais plus jeune que mon âge. Je travaillais auprès du Service opérationnel complexe de pédiatrie dans un hôpital spoke de la Calabre avec quatre autres collègues, en plus du directeur.

Au début du mois de février 2020, quand j'allai chercher ma mère à l'aéroport de Lamezia Terme, je fus étonnée de voir tant de gens avec un masque. Ce fut la première fois que je cernai le problème de la contagion. Je savais que depuis janvier, en Chine, une importante épidémie de type H1N1 (semblable à celle de 2009) était présente à Wuhan, mais je ne l'avais pas considérée comme un problème grave, donc cette précaution me semblait excessive. À compter de lundi 24 février, malheureusement, le coronavirus a commencé à se répandre également en Calabre et l'hôpital où je travaille s'est transformé du jour au lendemain pour faire face à la pandémie, comme du reste ont fait presque tous les autres hôpitaux régionaux. On convertit les services en unités Covid, pour accueillir et gérer les patients contaminés par le coronavirus. On organisa donc de nouveaux parcours non communicants pour les hospitalisés et le personnel sanitaire.

Dans mon service, ensuite, arriva une autre tuile sur la tête, sous la forme d'un ordre de service : deux collègues, les plus jeunes, furent transférés temporairement, pour un mois, dans le service pédiatrique d'un autre hôpital de la province.

Par conséquent les seuls médecins restés sur place, moi et mon collègue, avons été contraints de modifier les horaires de service et de remplacer la garde de nuit avec la disponibilité, car à deux il n'était plus possible de couvrir les tours de travail hebdomadaires. Pendant la disponibilité on nous appelait tout le temps, il était difficile de se reposer et le matin, malgré la fatigue, nous étions toujours prêts à affronter le travail quotidien.

Au début je m'appliquais à prévenir toutes les personnes venues à l'hôpital, surtout pour des raisons futiles, qu'il aurait mieux valu rester chez elles, vu le risque d'infection. Le directeur du service, qui désapprouvait mon comportement, m'a rappelée, en disant que j'étais juste en train de générer de faux alarmismes.

Le directeur sanitaire, pendant ce temps, avait imposé des dispositions sévères à tout le personnel de l'hôpital, afin qu'il coopère en vue de l'émergence imminente, en prévoyant également la possibilité d'être transférés dans le service Covid.

En même temps en Pédiatrie était entrée en vigueur la directive selon laquelle une personne seule était admise en service pour assister le petit patient. Donc on mit fin aux horaires de visites et aux groupements. D'habitude dans le service de 19 heures à 20 heures il y avait une vingtaine de personnes, famille et amis : tout à coup, le vide absolu, la paix.

On manquait de protocoles spécifiques pour la gestion des patients atteints de Covid-19, toutefois une tente avait été montée en dehors de l'hôpital afin de sélectionner les patients venant de Chine, des zones rouges ou avec de la fièvre de n'importe quel type. Les enfants, pourtant, sautaient le pré-triage et le triage et leurs parents les amenaient directement au service. Les infirmières, occupées sur d'autres fronts, n'arrivaient pas à nous assister pendant les visites, donc même l'acceptation du patient retombait sur le médecin qui entrait également en contact avec la famille de ce dernier.

Pour cela je commençai à utiliser le masque chirurgical à chaque tour, les gants pendant la visite, et à me laver les mains des milliers de fois. Au début, vers les premiers jours de mars, il n'y avait pas de carence de masques, qui étaient remplacés à chaque tour, mais ensuite nous les avons terminés, car ils disparaissaient et le refournissement avait été beaucoup réduit.

Nous avons été contraints de désinfecter ceux qui restaient et à prendre bien soin pour les seuls FFP2 qui nous avait été fournis. Pendant ce temps le confinement fut décrété : fermeture des écoles, des gyms, des magasins, des restaurants, de tout. La vie sociale subit un changement brusque : tous enfermés chez eux, peu de gens sortaient et les rues étaient désertes. Seule la nature continuait à suivre les saisons, comme d'habitude, en nous montrant les floraisons de printemps plus luxuriantes en raison de la pollution réduite.

Même dans ma famille les habitudes changeaient à commencer par mes enfants qui, en réclusion forcée, étaient le plus souvent au lit, devant l'ordinateur ou en train de manger.

Après tout moi aussi j'ai immédiatement modifié mon look. En effet le jour avant la fermeture des coiffeurs je me suis fait couper les cheveux, pour en faciliter la gestion, considérant le manque de temps libre. J'ai éliminé la multitude de bracelets que j'avais l'habitude de mettre afin de pouvoir mieux laver les mains et les poignets. Peu à peu mes plus vieilles habitudes ont subi un changement dramatique : plus de rouge à lèvres, peu de maquillage, masque pour sortir et adieu promenades relaxantes en bord de mer. Commencèrent des tours épuisants, de nuit j'étais disponible, mais on m'appelait toujours, donc je courais à l'hôpital où il y avait tant à faire, donc je m'arrêtais en section et je restais donc directement en service, sans rentrer chez moi. Je ne voyais pas ma famille pendant des jours entiers !

Pendant ce temps, les visites aux urgences ont subi un moment d'arrêt, beaucoup de cabinets fermèrent et dans le service restèrent seulement les enfants hospitalisés. À la fin du mois de mars rentrèrent enfin les deux collègues transférés dans l'autre hôpital, mais la situation pour moi s'est aggravée, car l'ordre de service cette fois me concernait : un transfert temporaire à plus de cent kilomètres de chez moi. Je me suis donc retrouvée pendant un mois à travailler non seulement en pédiatrie, mais également en néonatalogie avec assistance aux accouchements et naissance des enfants en suivant le nouveau protocole Covid. Aucun proche n'assistait à la naissance des petits, même les pères, en salle d'accouchement, mais seulement la nouvelle mère avec le masque, les sages-femmes, les gynécologues, l'infirmière pédiatrique et le médecin pédiatre, c'est-à-dire moi-même.

Chaque fois qu'un bébé naissait, j'étais heureuse : un nouvel espoir, une nouvelle vie et un merveilleux nouveau rapport mère-enfant, sans famille, sans fleurs, sans chocolats ou confettis ou foule de visiteurs qui d'habitude étouffaient la maman et le bébé. Dans le service on avait disposé un coin où visiter les petits patients, un cabinet spécial auquel on accédait seulement bardés en tous points et je m'étais procuré une visière, des gants et des blouses mono-usage, mais il y avait encore des soucis d'approvisionnement avec les masques qu'on ne trouvait ni en salle opératoire ni ailleurs. En autonomie je m'étais préparé des kits d'urgence avec un masque chirurgical et, au cas où, un FFP2. Je portais les lunettes, le bonnet, la blouse de salle opératoire, les doubles gants et ainsi bardée je visitais les patients soupçonnés d'avoir contracté le virus. Les enfants ne faisaient jamais de tampon, tout au plus on les mettait en liste d'attente et, si par la suite le petit allait mieux, il rentrait chez lui. Un ou deux tampons ont toutefois été faits, tous négatifs heureusement. Fièvre, mais radiographie du thorax dans la norme : probablement il ne s'agissait pas de Covid-19. Durant le mois d'avril, tout de suite après Pâques, je suis enfin retournée à mon hôpital et on m'a informée de certains cas d'infection parmi les opérateurs sanitaires : infirmiers et un médecin. La nouvelle, en plus de me faire de la peine, a accru en moi la peur de la contamination, chaque jour de plus en plus forte, non seulement pour moi qui suis plus exposée, mais surtout pour ma famille. La direction sanitaire a pendant ce temps publié des dispositions aptes à vérifier l'état des opérateurs sanitaires, s'ils étaient entrés ou pas en contact avec le virus.

Une fois rédigée une liste d'attente, on a commencé à faire le tampon nasopharyngé à presque tout le personnel de l'hôpital. Concernant le test j'ai pu entendre le témoignage direct d'un petit patient hospitalisé qui, avec sa sœur, avait de la fièvre et des symptômes reconduisibles à une infection de Covid-19. Les deux enfants, âgés de huit et dix ans, prêts à faire le tampon nasopharyngé, étaient réticents face à cette bizarre enquête, alors la petite fille, plus courageuse, l'a faite en première. Toutefois à peine le bâtonnet a été poussé plus à fond dans sa narine, la petite s'est mise à pleurer et à crier de douleur. Son frère, voyant la scène, s'est enfui de la salle des prélèvements, mais ils sont parvenus à l'immobiliser et à faire le tampon à lui aussi. Je me demandais si le tampon était vraiment aussi douloureux ou s'il s'agissait d'une réaction enfantine exagérée, j'ai donc demandé des éclaircissements aux collègues qui m'ont répondu : « Ça dépend de qui le fait. » Beaucoup de personnes ont reporté des saignements du nez et dans certains patients des douleurs à l'arcade dentaire. Malgré les différentes inquiétudes et difficultés, nous sommes arrivés même en Italie à la phase 2. On commence à voir des gens dehors, mais la peur de l'infection est encore grande. Je pense au slogan « tout ira bien » : un peu, j'en suis convaincue, et un peu non. Un matin, pendant que je marchais rapidement, une de mes connaissances, un vieux vigoureux vêtu en bleu qui courait beaucoup plus vite que moi m'a doublé. « L'important c'est que nous avons survécu », m'a-t-il dit pendant qu'il me dépassait en gardant la distance d'un mètre.

Je suis optimiste, peu à peu nous serons capables nous aussi d'en sortir. En Calabre nous avons heureusement eu peu de cas et les services de réanimation des deux hôpitaux où j'ai travaillé ont réussi à accueillir les cas les plus graves, en évitant la saturation. Dans de nombreux villages voisins, au début du confinement, ils avaient placé de gros blocs de béton aux bifurcations des routes afin d'empêcher les entrées, mais désormais ils ont été enlevés pour la réouverture. Pendant les transferts d'un hôpital à un autre des patrouilles de gendarmes et de police m'ont souvent arrêtée : parfois ils ont été gentils au point de me faire le salut militaire, d'autres fois ils m'ont demandé l'autocertification, en mettant aussi en doute le fait que je rentrais de l'hôpital. Ma vie a changé, certes, comme pour tous, mais je suis sûre que peu importe le temps nécessaire, nous parviendrons bientôt à « respirer » de nouveau.

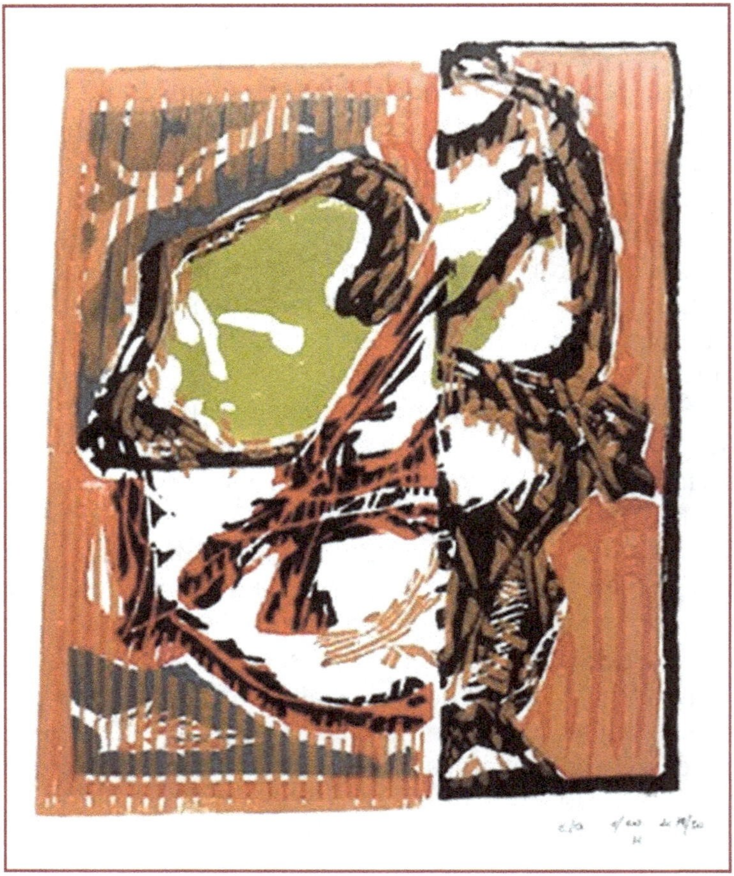

INVASION – *ALAIN HARVET*

TROMPERIE EN CONFINEMENT

Anonyme

Elle n'aurait jamais pensé que son mari, connu pendant l'université, épousé par amour, amour vrai, et père de ses filles, aurait pu perdre la raison pour une femme inconnue, rencontrée sur un tchat pour hommes.

Le confinement avait commencé depuis 25 jours, nous vivions avec angoisse et peur cette circonstance qui avait porté à la fermeture de tout et à une réclusion forcée pour tous, même pour eux deux, médecins fonctionnaires lui de l'Inail et elle du bureau d'Hygiène et prévention, donc pouvant continuer à travailler en ligne depuis chez eux.

Ils n'étaient pas en contact avec les patients, mais ils s'occupaient de paperasses, lois et graphiques et toute chose concernant les statistiques provinciales et régionales. En réalité, moi qui raconte cette histoire, je ne comprenais rien du travail bureaucratique qu'ils faisaient, habituée à avoir un contact direct avec la patiente et la naissance, vu que ma profession est celle de médecin spécialisé en gynécologie et obstétrique. J'aime la vie, entendre les cris des nouveau-nés, voir la joie dans les yeux des mères et des pères et j'ai choisi cette profession parce qu'elle me va comme un gant, donc je remercie l'Univers pour avoir pu réaliser mon rêve de jeunesse.

Durant le confinement je me suis retrouvée, malgré moi, à faire la psychothérapeute d'une amie de longue date avec laquelle j'avais partagé le même parcours universitaire. Nous nous étions diplômées en Médecine le même jour et nous avions trinqué avec nos familles à notre avenir encore inconnu.

Après la spécialisation nous nous sommes retrouvées à travailler dans la même ville en partageant les moments essentiels de la vie, comme le mariage et la naissance des enfants. Récemment, préoccupées par la diffusion du coronavirus en Italie, nous nous appelions souvent aussi parce que nous avions chacune un de nos deux fils en Lombardie, où l'épidémie était en train d'atteindre des seuils assez critiques. On parlait du virus, des décrets, des contaminés, des morts et surtout des collègues et des infirmiers qui avaient sacrifié leur vie en prêtant leurs services. Ivana et Lorenzo étaient un couple tranquille, très traditionnel avec des racines familières solides et des valeurs morales très fortes, pour cette raison moi aussi je suis restée stupéfaite quand elle m'a confié en larmes au téléphone cette incroyable tromperie de son époux. Elle n'avait jamais été une personne attirante à couper le souffle, mais elle était considérée par tout le monde comme particulière, et avec intelligence elle compensait son manque de beauté canonique avec le charme, le savoir-faire et l'élégance, mais désormais à 52 ans les signes du temps qui passe commençaient à se voir et à se sentir. Le mari, par contre, devenait en vieillissant de plus en plus intéressant et plaisant d'aspect. Il s'obstinait à ne pas vouloir vieillir, en répétant qu'il se sentait plus jeune qu'avant, pour cette raison il tenait de manière particulière au look, toujours recherché, et si possible unique.

À le voir aussi élégant, toujours en costard-cravate, il semblait un fonctionnaire qui dominait le personnel de son bureau et faisait impression sur les femmes. Ivana, outre sa profession, s'occupait de la gestion domestique et de ses deux filles désormais grandes. L'aînée, Giovanna, diplômée en Économie et Commerce, avait trouvé du travail à Milan et était transférée depuis plus d'un an. La cadette, Anna, était en dernière année de Droit et vivait encore avec eux.

Une fois le confinement décrété dans toute l'Italie, Ivana a modifié ses habitudes et comme tout le monde elle s'est adaptée au nouveau mode de vie en restant assez proche de son mari et de sa fille. Elle était désolée de savoir que sa fille aînée avait dû rester à Milan, mais elle l'appelait deux fois par jour pour s'informer de son état de santé. Elle se disait qu'elle avait de la chance d'être proche des personnes qu'elle aimait. Ses beaux-parents et parents étaient morts et elle était fille unique, pour cette raison sa famille représentait pour elle sa seule véritable richesse. Elle commença à remarquer à quel point son mari était lié à son portable, toujours en train d'écrire des messages ou à s'éloigner pour parler seul, dans des endroits protégés, où personne ne pouvait l'écouter. Il était toujours attentif, d'une manière excessive, à la charge de son portable, comme s'il vivait avec terreur l'éventualité de perdre contact avec son interlocuteur. Cette dépendance insolite envers le portable attirait chaque jour de plus l'attention d'Ivana, qui même en ne disant rien remarquait avec inquiétude l'attachement morbide de son mari à ce maudit instrument qu'il gardait toujours dans la poche, en main ou en charge.

Un matin elle lui a dit en riant : « Toi et ton portable vous êtes devenus inséparables, tu n'existes que pour communiquer avec les autres. » Lui ne répondit même pas, il marmonna quelque chose après avoir pris son café et s'enferma dans la salle de bains comme il faisait désormais trop souvent et pendant un temps trop long. Pendant ce temps le Covid-19 faisait rage partout dans le monde, en faisant des milliers de victimes et en mettant à dure épreuve le Système sanitaire national. Ivana se maintenait en contact avec les collègues de bureau et avec moi en me demandant des nouvelles sur la santé de mes vieux parents en maison de repos. Un matin son appel téléphonique me surprit pour l'horaire et pour l'appréhension qu'elle avait dans la voix. Pour la première fois, elle m'a parlé de son mari, il allait bien physiquement, mais elle le voyait complètement aliéné, comme déconnecté du reste de la famille et des exigences domestiques. Seul le maudit portable duquel il n'arrivait pas à se décrocher existait. Je cherchai à la tranquilliser, j'étais aussi pressée, car je devais courir au travail, vu que pour moi il n'y avait pas de confinement – au contraire nous travaillions plus ne serait-ce que pour suivre toutes les procédures hygiéniques et de protection pour nous et les patients. Une semaine après, le samedi avant le dimanche des Rameaux, j'étais en congé à la maison quand arriva son appel, lequel je n'aurais jamais, et je dis jamais, pu prévoir. En larmes elle me raconta avoir découvert que son mari la trompait depuis le début du confinement, qu'elle l'avait découvert en le mettant le dos au mur après le énième appel téléphonique « suspect » qui lui avait fait venir des soupçons.

Il avait été contraint de confesser avoir cette particulière et intense relation avec une femme connue en tchat et jamais rencontrée en personne, mais il y tenait beaucoup et il n'avait aucune intention de l'interrompre. Le ciel lui était tombé dessus, elle ne croyait pas à ce qu'elle écoutait, elle vivait un mauvais rêve, un cauchemar, pire que le Covid-19. Elle n'arrivait pas à réfléchir, mais juste à pleurer, elle voulait s'enfuir, partir loin et ne jamais revenir dans cette maison désormais devenue le repère de l'ogre. Prise par la rage de s'enfuir, elle s'est mise en voiture et elle s'est dirigée dans vers le seul endroit possible : le parking souterrain du supermarché où elle faisait habituellement ses courses. Elle y resta toute la journée, affaissée sur le volant à pleurer et à se désespérer. Malheureusement le soir elle dut rentrer, le supermarché fermait et elle ne pouvait pas s'éloigner de la ville à cause du confinement en cours. Elle raconta à sa fille être allée chez une amie en deuil à cause de la disparition de sa mère, contaminée par le virus à l'hôpital, sans avoir pu la voir ni la saluer dans le moment extrême de la mort. Elle ne pouvait pas ne pas rester à ses côtés au moins sur ce versant, malgré le confinement – heureusement son amie habitait près du supermarché. Elle n'adressa même pas un regard à son mari et elle alla directement se coucher en se faisant toute petite dans son coin pour ne pas risquer de toucher cet être répugnant qui était devenu le père de ses petites filles, comme elle les appelait encore maintenant. Elle était trop fatiguée et trop découragée, elle savait que le sommeil ne serait pas arrivé et donc elle avala un somnifère et elle éteignit la lumière.

Tout cela était arrivé deux jours avant et elle avait attendu avant de m'appeler parce qu'elle n'osait dire à personne ce qui se passait chez elle, pour ne pas dénigrer son mari auprès des autres amis : qu'auraient-ils pensé ? Mais elle se sentait si mal qu'elle devait au moins le dire à moi, il était important qu'une personne amie l'écoute et lui dise quelque chose.

Incroyablement je me transformai en une psychothérapeute, peut-être cela me réussit-il, car je me suis retrouvée immédiatement et avec simplicité dans ce rôle, accueillant tous ses mots, l'angoisse, la peur du lendemain et le sentiment d'échec pour ne pas avoir pu prévoir le comportement de son mari dans ce moment particulier. Depuis, les appels téléphoniques ont continué jour après jour à une heure fixée pendant laquelle je laissais parler librement Ivana pour ensuite affronter ensemble les émotions qui lui explosaient dans le cœur et l'esprit en l'invitant à en ressentir l'intensité jusqu'à les accepter. Graduellement, comme elle avait arrêté de pleurer, nous avons affronté aussi le problème sexuel difficile avec lequel son mari vivait depuis au moins deux ans, sans demander de l'aide à un spécialiste. Voilà la raison de la tromperie en tchat : pour atteindre l'érection, qui durait peu, il avait besoin d'être stimulé mentalement longtemps et souvent, sans que la femme attende de lui une performance physique particulière. À la maison, tout semblait revenu comme avant : tous les trois à table, mère, père et fille, en silence ou avec peu de mots, consommaient le repas quotidien, en cachant le conflit conjugal avec la peur du coronavirus, en espérant qu'Anna ne perçoive pas combien les choses entre ses parents avaient changé.

En fait, même à la fin du confinement rien n'a apparemment changé. Ivana continue à vivre avec Lorenzo une vie formellement conjugale, même en n'ayant plus d'estime pour son mari comme avant, même s'il lui a juré d'avoir interrompu la relation téléphonique avec la femme connue en tchat et a promis d'aller consulter un andrologue.

Le côté extraordinaire, qui ne l'est pas tellement, de cette histoire vécue en confinement est la preuve que même les médecins ont des difficultés à affronter des problématiques sexuelles, comme la plupart des hommes, et reportent continuellement les visites spécialisées.

Dans ce cas, la femme est celle qui a le plus souffert à cause de la tromperie, découverte juste quand les émotions de tout le monde étaient fixées sur le carnage global du Covid-19.

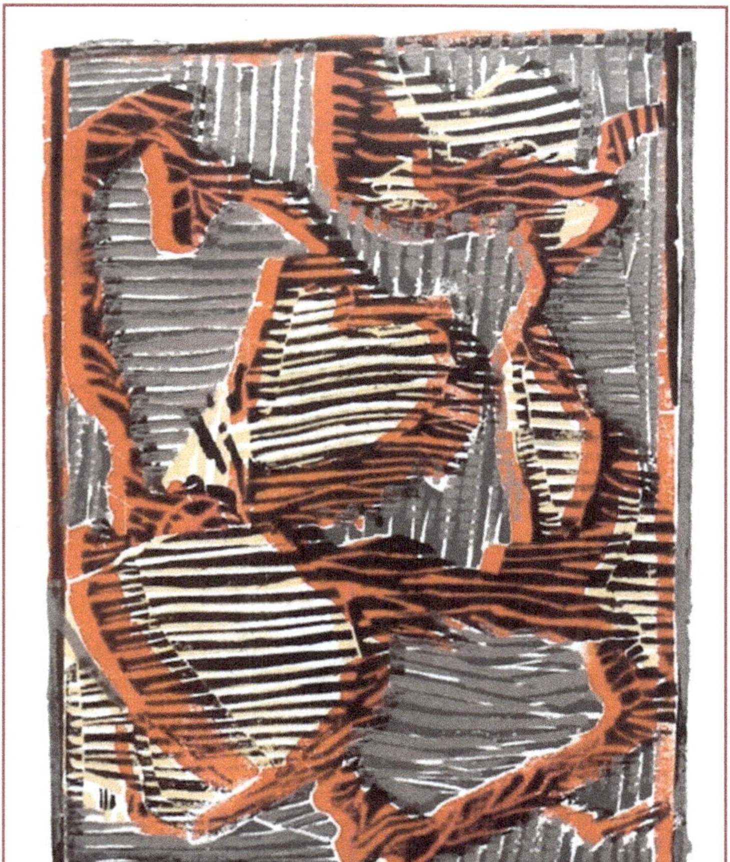

CŒURS BRISÉS – *ALAIN HARVET*

ASPECTS CLINIQUES

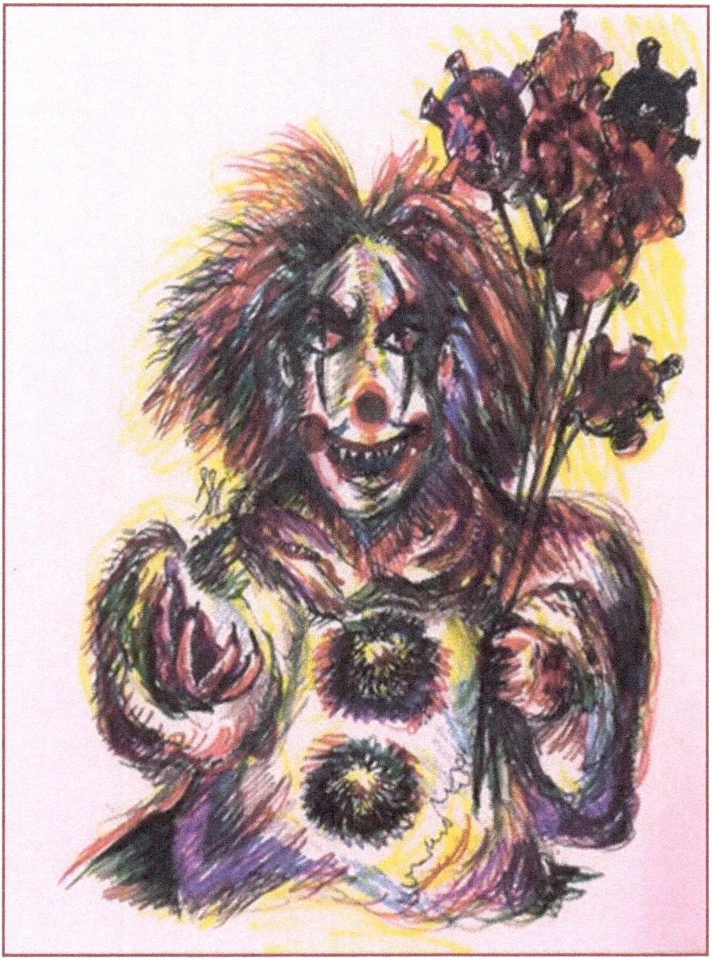

PEUR – *GIANCARLO GIUDICE*

CHRONIQUE D'UNE ÉPIDÉMIE ANNONCÉE

Annalisa Salsa
Médecin d'urgence et de RSA – Castellanza (VA)

Depuis 13 ans je travaille inlassablement aux Urgences, cela veut dire qu'on s'habitue à tout, au point que plus rien ne nous surprend. Suivant les directives de l'entreprise sur la mise à jour continue, nous avons fait périodiquement les simulations pour d'éventuelles maxi-urgences. Les lignes directrices pendant l'Ebola et le Sars, pour ne citer que les plus agressives, sont arrivées ponctuellement. Nous les avons étudiées, nous nous sommes préparés pour être plus sereins. Puis soudainement arrive la nouvelle qu'en Chine les hôpitaux sont surchargés par une nouvelle forme virale responsable de pneumonies graves, au point de provoquer en peu de temps la mort de ceux qui en étaient atteints.

Chaque jour les nouvelles de Wuhan sont alarmantes, on entend que tout ferme, qu'ils bâtissent des hôpitaux en une semaine, que des médecins et opérateurs sanitaires meurent. Ainsi une pensée me traverse l'esprit… et si ensuite il arrivait aussi chez nous…

Mais non, ça n'arrivera pas, ça ne peut pas arriver, je me réponds toute seule. Cela semble encore quelque chose d'exotique et très lointain de notre réalité occidentale. Mais ensuite un mauvais jour voici le premier cas et le premier foyer, exactement ici en Lombardie.

Je me souviens bien du jour suivant l'alarme lancée par la ville de Lodi : j'arrive au travail et je vois la tente de la Croix-Rouge à l'extérieur du triage, puis je tombe sur mes collègues bardés avec la combinaison et le casque et je ne vois que les yeux, le regard de qui se trouve catapulté du tac au tac dans un monde absurde. Cela me semble un scénario de guerre chimique. Tous les patients sont potentiellement infectés, chacun doit avoir sa température mesurée, tout le monde doit avoir une radiographie pulmonaire, car les symptômes sont absolument variables et les asymptomatiques peuvent être porteurs du virus et propager l'infection. Le scanner est capable d'explorer de manière détaillée le poumon ; quand le rapport du scanner thoracique est « à verre dépoli », le diagnostic est posé. Après 1, 2, 3… 25 scanners par jour, tu apprends tout de suite à reconnaître les pneumonies interstitielles et à les encadrer dans la pathologie de Covid-19.

Tous hospitalisés, une déferlante ! Au début, un étage dédié à eux est mis en place, ensuite un deuxième étage ; pendant ce temps les Soins intensifs sont transformés en Soins Covid, car tel est le diagnostic posé dans plus de 90 % des accès de ces jours. Dans les Soins intensifs, les lits passent de 9 à 4, l'activité est frénétique avec des directives qui ne sont pas univoques : entuber, mettre le patient en position ventrale, non à la cortisone, oui à l'hydroxychloroquine, oui à la cortisone, ne pas entuber, mais remplacer avec oxygène hyperbare, héparine, cortisone et encore cortisone. Une confusion qui mortifiait mon être de médecin d'urgence et me rendait encore plus impuissante face à ce virus encore inconnu.

Heureusement il y a les collègues qui sont aussi des amis, tu ne peux pas te sentir seule… on se confronte, on s'encourage on partage la peur et le trouble du moment critique, jamais vécu auparavant. Pas de proches, aucune visite, seulement les yeux pour communiquer un peu d'humanité dans un scénario aussi absurde. Au début du tour on nous fournit un masque et une combinaison, pendant 10 heures, durant lesquelles on ne peut pas boire, on ne peut pas faire pipi parce qu'il n'y a pas d'autres dispositifs pour remplacer ceux qu'on porte. Quand, à la fin du tour, je retire les chaussures en plastique, mes pieds sont comme dans un aquarium. Puis, après avoir enlevé le casque et les lunettes de protection, je m'aperçois avoir des oreilles parce qu'elles me font si mal qu'elles semblent se détacher, avec les dispositifs. Et en même temps la peur de contaminer est toujours présente dans l'esprit. Après mon tour je prends toujours ma douche à l'hôpital, à la maison je laisse les vêtements dehors et je vis avec le masque 24 heures par jour, même pendant la nuit, quand je dors sur le lieu de travail. Mes collègues parents se tiennent loin de leurs enfants et on comprend à quel point cette situation pèse en famille. On dirait qu'il n'y aura jamais une fin, on ne voit pas de voie de sortie. Malgré tout je continue à faire mon devoir en respectant les tours de travail et en restant en service au-delà de l'horaire normal. Je me déplace de la maison à l'hôpital munie d'auto-certification, comme tous ceux qui sont en confinement, pour voyager dans des rues désertes. Pendant ce temps les collègues tombent malades, meurent, la peur augmente, mais je ne dois pas y penser.

Puis un jour, j'ai terminé le tour sans avoir jamais fait de tampon, des patients avec d'autres symptômes ont commencé à revenir aux Urgences, cela tenait du miracle. Les hospitalisations ont diminué, les services Covid se vidaient, la zone contaminée du service d'urgences s'est réduite, les Soins intensifs sont redevenus Covid-free.

Enfin les regards qui se rencontrent reprennent de l'espoir.

Revient l'envie d'éloigner l'esprit de ce qui pendant trois mois a été la seule pensée.

Enfin je fais le tampon… négatif, je peux donc à nouveau m'approcher de mes proches.

De cette forte expérience médicale, humaine et professionnelle, qui a décrété le confinement, me restent une sensation impossible à décrire et un grand souhait de responsabilité qui vient du profond respect pour tous ceux qui ne sont plus parmi nous.

Désormais il y a seulement l'envie de repartir vers une normalité que j'ai découverte tellement précieuse.

Responsablement.

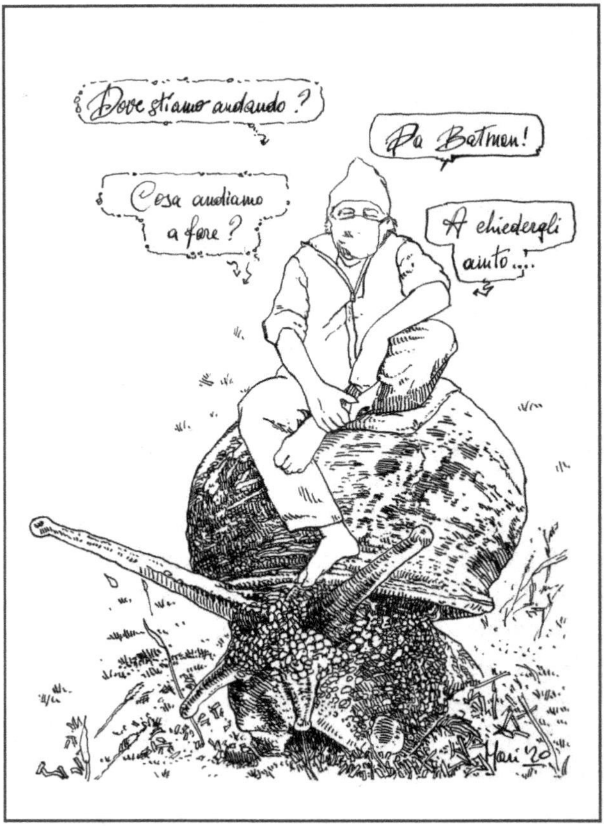
Dove stiamo andando ?
Da Batman!
Cosa andiamo a fare ?
A chiedergli aiuto...!
Mari '20

« Où allons-nous ? – Voir Batman – Qu'allons-nous faire ? – Lui demander de l'aide… »

ERMANNO MARCO MARI

HISTOIRE D'UNE INFIRMIÈRE

Anastasia Carcello
Spécialiste en radiodiagnostic et psychothérapie – Bologna

Ce vendredi après-midi, en rentrant chez elle après une journée de travail, Anna regardait depuis la fenêtre du bus les gouttelettes de pluie qui descendaient le long du verre, mais pensait pendant ce temps à ce qu'elle aurait dû faire en fin de semaine, le premier week-end de mars 2020. Chez elle l'attendait sa vieille mère handicapée, qu'elle assistait depuis longtemps avec dévouement, ayant refusé de l'enfermer dans une maison de repos, où elle n'aurait certainement pas été à l'aise. Il y avait aussi son mari et son fils de vingt ans qui toutefois rentraient habituellement plus tard qu'elle du travail. Pour cette fin de semaine elle voulait préparer des pâtes au four avec des aubergines, celles typiquement siciliennes, « alla Norma », très appétissantes et comme deuxième plat elle aurait cuisiné un rôti aux pommes de terre frites, toujours bien apprécié. Elle avait donc décidé de faire les courses au supermarché le plus proche, avant d'arriver à la maison. Elle se sentait un peu fatiguée, mais elle n'y prêta pas attention, après huit heures à l'hôpital en fin de journée elle était habituée à la fatigue, elle ne la sentait presque plus, elle continuait à travailler en automatique, comme un robot programmé pour optimiser le temps. Même consciente de la fatigue qui l'attendait aussi à la maison elle n'était pas du tout troublée, habituée comme elle l'était à travailler depuis toujours, mais certainement elle ne prévoyait pas la surprise à l'affût qui l'empêcherait de cuisiner et de s'occuper des travaux domestiques. Anna avait 54 ans et bien que légèrement en surpoids, elle avait toujours été en bonne santé. Soumise dans le passé à l'enlèvement de la vésicule biliaire à cause de calculs, responsables de coliques biliaires sans arrêt, elle était alors sous traitement antihypertenseur depuis 2 ans, sous contrôle périodique. Elle est actuellement l'une des infirmières les plus appréciées dans le service de Médecine nucléaire pour la disponibilité et le sourire avec lesquels elle accueille ses patients. Prête à donner un coup de main à ceux qui en ont besoin, même en dehors de l'hôpital, cet hôpital parmi les plus grands de Bologne où elle a commencé à exercer sa profession. Même si elle n'avait jamais eu de symptômes grippaux particuliers pendant la saison hivernale, elle a décidé cette année de faire le vaccin antigrippal. Sa vie se déroule de manière tranquille en suivant une routine domestique et professionnelle, entre la maison et l'hôpital, où elle se rend habituellement avec le bus, du lundi au vendredi de 7 h 30 à 15 h, mais heureusement en fin de semaine elle est libre de se consacrer complètement à sa famille. Ce fameux week-end du 7 et 8 mars, correspondant au début du confinement à cause de l'émergence du Covid-19, circulaient déjà les voix sur la dangerosité du Coronavirus. Arrivée chez elle avec les sacs des courses faites avec difficulté, l'infirmière se rendit compte qu'il ne s'agissait pas seulement de fatigue et se sentant toujours plus mal elle prend sa température et comprend le pourquoi : elle a de la fièvre, 39 °C, avec affaiblissement marqué et douleurs articulaires répandues au point de n'être même pas confortables dans un lit.

Elle ne pense pas immédiatement au Covid-19, croyant avoir contracté une banale grippe avec les mêmes symptômes, raison pour laquelle elle ne se met pas en quarantaine pour protéger ses proches ; d'autre part personne ne connaît encore les règles à suivre en cas de contagion suspecte et il n'y a aucune obligation de tampon pour un diagnostic, le plus rapide possible, et à ce moment elle se sent si mal que ses pensées ne sont pas fluides comme d'habitude.

Anna consulte son médecin de base qui la rassure et lui prescrit le classique Paracétamol pour la fièvre, l'invitant à la tranquillité et promettant de téléphoner chaque jour, de manière à avoir des mises à jour quotidiennes de son cadre clinique.

Les symptômes s'améliorent peu et l'infirmière reste au lit avec la faiblesse du premier jour, pour cela le lundi son MG envoie en ligne le certificat de maladie à la direction sanitaire de l'hôpital où Anna travaille et en même temps dénonce au bureau d'hygiène territoriale le cas comme cas suspect de Covid-19, parce que pendant cette période il voyait beaucoup de patients comme ça qui se révélaient ensuite comme Covid-19. Nous sommes au début du confinement et dans certaines villes le nombre de cas augmente d'heure en heure, mais sans une conscience réelle de la dangerosité de la contagion et de la gravité des symptômes, qui dans des sujets âgés, particulièrement affaiblis ou avec d'autres maladies (comorbidité) et immunodéficients, peuvent conduire à la mort. Même les médecins sont désarmés dans la gestion d'un virus qui est en train de se révéler particulièrement agressif et il n'y a encore aucun médicament connu pour l'éradiquer. Les protocoles et les directives sanitaires sont inexistants, pour le moment il manque des lignes directrices et en effet pour Anna aucun parcours n'est programmé ni un tampon nasopharyngé immédiat, indispensable pour le diagnostic du Covid-19. Cependant, elle n'est pas particulièrement inquiète, car rassurée par le soutien de son soignant qui l'appelle chaque jour vers 10 heures pour s'informer de la progression de sa prétendue grippe. Après trois jours de fièvre haute, qui baissait uniquement avec le Paracétamol, d'autres troubles ont fait leur apparition : mal à la gorge, anosmie et agueusie, c'est-à-dire qu'elle ne percevait plus ni les odeurs ni les goûts. Pour cela le MG lui a tout de suite prescrit une cure antibiotique pendant 8 jours.

Avec la régression rapide des symptômes heureusement même les pensées négatives d'Anna ont disparu et vu que désormais elle se sentait mieux elle est revenue en service, après 15 jours d'absence du travail. Avec un diagnostic de syndrome grippal antécédent, malgré un mal de gorge persistant, l'infirmière a été réadmise en service sans autre contrôle. Pendant ce temps on assiste à une diffusion importante du Coronavirus sur presque tout le territoire national, avec des zones « rouges » particulièrement critiques dans les régions du Nord de l'Italie avec celles du Sud relativement épargnées. La contagion s'étend aussi au personnel sanitaire, qui tombe malade et parfois compte des morts, comme tout le monde. En particulier les MG sont les plus touchés parce qu'ils ne connaissent pas encore la réelle dangerosité du virus et ne sont même pas protégés par les masques quand ils visitent les patients infectés par le Covid-19. Après 2 mois depuis le début du confinement 169 médecins et 40 infirmiers mourront, en payant un lourd tribut à leur profession.

Pour cette raison, après le premier mois de l'épidémie, désormais devenue pandémie, les directions sanitaires des grands hôpitaux urbains, afin de protéger leurs employés et de limiter une ultérieure contamination, ont produit de nouvelles directives de contrôle, pour vérifier combien d'entre eux avaient été en contact avec le virus sans manifester de symptômes.

Donc même le personnel sanitaire de la Médecine nucléaire, où travaille Anna, a été soumis à un screening hématique pour confirmer combien de personnes avaient développé des anticorps contre le virus et donc créer une carte de diffusion du virus dans les différents services hospitaliers : 35 jours après la reprise du service, l'ignare infirmière a eu la désagréable surprise de découvrir de cette manière avoir été contaminée par le virus, c'est-à-dire avoir eu le Covid-19 et non pas une banale grippe.

Sans le savoir, elle avait mis en danger sa famille et toutes les personnes avec lesquelles elle était entrée en contact avant, pendant et après sa maladie. Les résultats hématiques révèlent en effet une positivité pour les IgG qui indique les anticorps produits par son organisme pour affronter le virus, avec IgM négatives. L'exécution du tampon nasopharyngé le jour suivant est devenue nécessaire, et il a donné un résultat positif. La pauvre femme n'a pas pu retenir les larmes en voyant les résultats, elle s'est sentie coupable, en pensant au calvaire qui allait commencer pour ses conjoints, qui, même asymptomatiques, auraient dû rester confinés en attendant le tampon ! L'infirmière, éloignée immédiatement du service, a été placée en isolement pour 15 jours avant de refaire le tampon et, même en ayant la possibilité d'aller dans un hôtel mis à disposition par l'hôpital, choisit pour des raisons familiales de faire le confinement chez elle. Anna est bouleversée par l'évolution des circonstances, elle comprend à quel point son infection n'a pas été prise au sérieux, elle-même avait sous-estimé les symptômes au début et désormais avait peur pour sa famille, ses collègues et toutes les personnes avec qui elle avait été en contact une fois revenue au travail après la maladie. À cause de ce mal de gorge persistant et ennuyeux, Anna insiste avec son MG pour qu'il lui prescrive, dès que possible, une visite spécialisée aux Maladies infectieuses avec le résultat d'une ultérieure demande de visite spécialisée en ORL, pour rougissement pharyngien. Après une fibrolaryngoscopie, le spécialiste ORL conclut ainsi : « Cadre de phlogose chronique avec hypertrophie des amygdales, plus marquée sur la droite », et conseilla une thérapie avec collutoire OKI, gargarismes quotidiens et ibuprofène au besoin. Pas de lymphonœuds loco-régionaux surdéveloppés à signaler. Les résultats des visites spécialisées tranquillisent partiellement Anna qui a perdu le sommeil, qui est très angoissée pour les siens et doit quand même faire face au quotidien de son foyer, compliqué par l'impatience de son mari et de son fils qui à cause d'elle doivent observer les prescriptions légales. Le mari et le fils, bien que négatifs au tampon, sont obligés au confinement pendant 15 jours. Pour la mère de l'infirmière, invalide, porteuse de multiples maladies, oncologique, cardiopathe et affectée par des problèmes ostéo-articulaire, il n'est pas possible d'effectuer le tampon pour la difficulté de programmation à domicile, mais heureusement elle reste asymptomatique pendant toute la période d'infection de sa fille.

Le screening hématique sur les autres collègues du service de Médecine nucléaire est négatif au Covid-19, donc Anna est la seule à s'être infectée parmi tous les opérateurs et pour cette raison elle se sent particulièrement malchanceuse. Entre des hauts et des bas avec d'importants changements d'humeur, le confinement se termine et enfin l'infirmière effectue les deux tampons consécutifs de contrôle, nécessaires pour un retour complet à la normalité. Ils s'avèrent négatifs et ainsi Anna est réadmise en service, plus tranquille et sereine. Ses émotions, angoisse, dépression, colère, impuissance… pouvaient être accueillies par le traitement psychothérapeutique proposé par l'hôpital pour tous les employés, mais Anna a refusé pour de nombreuses raisons, qu'elle-même n'a pas complètement cernées. Il n'a pas été possible de cerner où et comment l'infirmière s'est infectée, compte tenu de la promiscuité en bus, particulièrement plein le matin, mais il fallait considérer aussi que les masques n'étaient devenus obligatoires dans les structures sanitaires qu'à partir du 9 mars, en pleine urgence Covid-19. Il n'est pas encore possible d'expliquer pourquoi l'infirmière n'a pas infecté sa famille, avec laquelle elle était en contact direct pendant toute sa maladie ni de savoir pourquoi elle n'a pas répandu le virus parmi ses collègues, une fois revenue au travail, vu la positivité au tampon et aux IgG. Nous aurons l'occasion de le découvrir quand toutes les expériences sur le terrain seront accumulées et évaluées, quand les études sur la thérapie et la réponse individuelle au virus et aux médicaments, ainsi que le lien éventuel avec le vaccin antigrippal, seront achevées.

De cette histoire ressortent certains aspects critiques, justifiables par la maîtrise incomplète dans la gestion de la situation sanitaire, encore sous-estimée :

Diagnostic erroné (syndrome grippal), malgré l'apparition de symptômes considérés comme typiques du Covid-19 (fièvre, anosmie et agueusie).

La non-exécution d'un tampon nasopharyngé dans le soupçon de Covid-19, considérant l'activité professionnelle, indispensable pour protéger la famille et toutes les personnes avec qui l'infirmière serait entrée en contact à son retour en service. Gestion dysfonctionnelle dans la programmation du tampon nasopharyngé aux membres de la famille, en particulier à la mère qui cohabitait avec elle, une invalide importante qui n'a jamais fait de tampon après le diagnostic de positivité de sa fille.

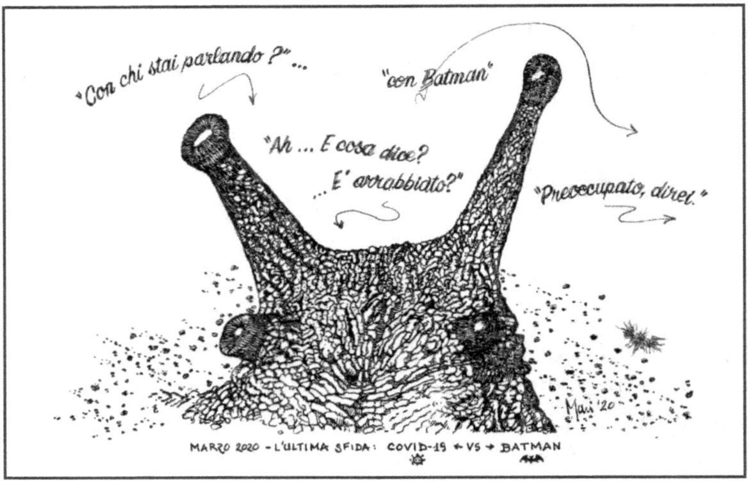

« Avec qui tu parles ? – Avec Batman – Ah... Et qu'est-ce qu'il dit ? ...Il est en colère ? – Il est inquiet plutôt. »
Mars 2020 – Le dernier défi : Covid-19 ←vs → Batman

ERMANNO MARCO MARI

CLINIQUE ACTIVE EN QUARANTAINE

Patrizia Castellacci
Physiothérapie et psychothérapie – Monselice (PD)

Je suis une grand-mère heureuse, hélas loin de mes petits-enfants pendant le confinement, mais pas loin de mes patients que j'ai continué à suivre même pendant cette réclusion forcée. Toute activité de travail a été bloquée à partir de début mars 2020 pour limiter la diffusion étendue de l'épidémie de Coronavirus, c'est comme si une sorcière avec sa baguette magique avait endormi tout le monde, comme dans *La Belle au bois dormant*. Les seuls travaux consentis sont ceux sanitaires et d'approvisionnement alimentaire et pharmaceutique. Pour cette raison j'ai continué à travailler au même rythme qu'avant le confinement parce que je suis directeur sanitaire d'une clinique ambulatoire à Monselice, une petite ville localisée entre Padoue, Vò et Schiavonia, dans une zone géographique définie « zone rouge » à cause du nombre élevé de cas d'infection et de décès pour Covid-19. Notre structure a continué à prêter les soins requis à nos patients. Naturellement les directives nationales et régionales pour protéger la santé du personnel sanitaire et des patients ont été scrupuleusement respectées, compte tenu du personnel médical et infirmier décédé pour contamination au travail.

La situation émotionnelle, principalement de peur/panique, même instable, qui a été créée partout et qui a miné l'équilibre psycho-physique de beaucoup de personnes, a éveillé de nombreux troubles psychiatriques, comme des collègues d'autres établissements de santé en ont fait l'expérience. Au cours des différentes thérapies auxquelles se soumettaient les patients, nous tous du personnel de santé avons prêté une attention particulière au plan émotionnel, qui ne pouvait pas et ne devait en aucun cas être sous-estimé. Les patients, encouragés à s'ouvrir, avaient moyen de parler, outre de leurs problèmes de santé, également des peurs cachées, des difficultés rencontrées dans leur quotidien, souvent à cause de la cohabitation forcée avec les membres de la famille, qui avait mis à nu d'anciennes problématiques qui étaient restées cachées sous la cendre. Pour cela, en plus de l'angoisse de la contagion et des conséquences associées, nous avons relevé une aggravation de l'insomnie ou l'apparition de l'insomnie elle-même. Une aggravation des états dépressifs a été également observée, l'apparition de la diminution de la libido et de la sexualité, contrairement à ce qu'on aurait pu s'attendre, vu que le temps libre était illimité. Je pense que l'amour est un excellent remède, et que faire l'amour l'est aussi, mais dans ces circonstances le stress émotionnel a évidemment dû jouer un mauvais tour ! Dans notre centre, chaque jour, une heure de thérapie gratuite est offerte aux personnes les plus démunies et si dans le passé, pendant certaines périodes, il n'y avait pas beaucoup de demande, pendant le confinement cette demande a augmenté à cause des difficultés économiques de beaucoup de personnes, un autre grave problème apparu avec la Covid-19, et la structure a répondu promptement en allant à la rencontre de ceux qui en avaient le plus besoin. Les services assurés par notre clinique ambulatoire incluent physiatrie, orthopédie, physiothérapie et psychothérapie, mais en pleine crise épidémique nous avons renforcé les services thérapeutiques avec de l'oxygène-ozone pour augmenter les défenses immunitaires des patients affectés à notre structure.

Le directeur de physiothérapie a également profité des bénéfices de cette thérapie, emmené d'urgence à l'hôpital d'Abano, pour une colique dans un service avec

20 patients positifs au Coronavirus, il en est sorti indemne d'une potentielle contagion. Je pense que le mérite en revient à l'ozonothérapie, car depuis des mois ils se soumettaient chaque semaine, comme ils continuent à le faire à ce jour, à des perfusions intraveineuses d'oxygène-ozone, un puissant antiviral, comme l'ont démontré les succès obtenus dans plusieurs hôpitaux même sur des patients affectés par la Covid-19 et par l'hépatite virale. Personne parmi les patients et le personnel de santé n'a contract[illegible]irus dans notre structure et nous en sommes heureux et [illegible]s.

Maintenant que la peur a diminué, nous continuons à accueillir les patients qui ont besoin de nos soins, en offrant toujours notre professionnalité avec une vision à 360° sur leur santé

NOUS NOUS ATTENDIONS À UNE VAGUE, UN TSUNAMI EST ARRIVÉ

Simonetta Vernocchi
Spécialiste en pneumologie – Magenta (MI)

Nous avons révolutionné tout l'hôpital, dédié en tout quatre services aux patients Covid, ils sont désormais presque cent, et les urgences sont toujours pleines. Ils ne finissent jamais !

De la fenêtre je vois les ambulances qui arrivent sans arrêt, mais désormais sans sirène, les rues sont désertes, elles stationnent en file, attendant d'entrer sous la pluie et ensuite en sortie pour désinfecter et sanifier.

Les équipages en combinaisons d'astronaute, masques, visières, gants, attendent en silence sous la verrière que l'intérieur de l'ambulance soit sec et aéré après l'assainissement, quelqu'un fume et marche nerveusement. L'ambiance joyeuse habituelle des équipages de la CRI a laissé place à la désolation la plus totale. Je suis arrivée à l'avance parce que je n'ai trouvé personne sur la route, pas même un point de contrôle, on dirait un paysage tiré du film *Le jour d'après*, il pleut. Près du local où je me change, il y a un distributeur automatique de boissons qui émet des bruits lugubres, qui résonnent dans l'étage, hors service, comme le sonar d'un sous-marin d'un film de guerre. Personne même dans les escaliers qui m'emmènent du quatrième au neuvième étage.

Dans ma zone en plus des 30 ventilés, il y en a 26 sous oxygène, haut débit, le maximum que le système puisse supporter. Je ne connais personne, je travaille ici depuis quelques semaines à peine. Je prends mes consignes de ma collègue et je me présente aux infirmières de l'étage. Je cherche l'équipe d'anesthésistes composée d'un médecin et deux infirmiers dédiés, ils effectuent des analyses de gaz du sang en série sur des patients ventilés avec casque, je les salue eux aussi. Nuit noire dans le centre Covid-19, service sub-intensif, silence fantomatique, on n'entend que les bourdonnements des ventilateurs, il y en a 30, nous sommes complets, en espérant que n'arrive personne nécessitant la ventilation. Le temps passe vite. Il est 2 heures, j'ai terminé les hospitalisations et résolu l'urgence, je peux me reposer un peu. Je feuillette les livraisons, les anesthésistes ont évalué aujourd'hui au moins 12 patients trop âgés avec de nombreuses maladies pour lesquels un succès thérapeutique est très difficile, même entubés. La ventilation non invasive est tentée, mais d'habitude la maladie est plus forte et le patient présente une dyspnée continue, faim d'air, angoisse de mourir. La sédation est proposée pour ces personnes. La morphine est généralement choisie, un excellent médicament, qui n'induit pas la mort, mais supprime l'angoisse de mort, associée à des médicaments tels que le Midazolam, qui diminue la perception de symptômes désagréables de toute nature, induisant le sommeil. Ce sont des médicaments qui se métabolisent instantanément, qui ne se cumulent pas, qui doivent être administrés en continu et peuvent être interrompus à tout moment.

Ils sont efficaces sur tous parce qu'ils ne présentent pas de dose maximale. Nous avons des antidotes pour les deux. Un grand répit de la dyspnée. Dans la liste des patients à ne pas réanimer, je remarque un nom connu : un de mes patients diabétiques, avec insuffisance rénale aiguë, mais pas encore sous dialyse, qui vit de l'autre côté de Milan. Je n'y crois pas ! Comment est-il arrivé ici ? Est-ce vraiment lui ?

Il est juif, et cela m'a donné, à plusieurs reprises, une raison de complicité, mon arrière-grand-mère l'était aussi.

Je veux le voir : j'entre dans la chambre, c'est vraiment lui ! Shalom Aaron ! Les maladies graves de ces patients sont celles qui d'habitude amènent à la mort les personnes âgées. À part avoir contracté le virus, les pathologies sont un élément critique : ils mourraient probablement même sans le Covid, même avec une simple grippe. Aaron est l'un d'eux. Aaron me reconnaît : Shalom ! Il est bientôt Pâques ! On se met à papoter, il retrouve de la vigueur. Il n'a pas l'air d'aller si mal, non pas qu'il soit si différent de l'état dans lequel il était lors de ses hospitalisations précédentes ; il s'en est toujours tiré. Il est coriace. Pourquoi ne devrait-il pas s'en tirer maintenant ? Aaron, ne dors pas, essaie de rester éveillé, reste assis, essaie de bouger. Tu vois que tu t'oxygènes mieux ? Racontons-nous la vie. Nous faisons participer aussi l'autre patient, Bruno, le voisin de lit, qui a 58 ans, est technicien informatique, a deux enfants de 28 ans, une fille et un garçon de 20 ans, il est très maigre, il s'est contaminé à l'hôpital, où il avait été hospitalisé pour définir le stade de sa maladie, un lymphome. Il va plutôt mal, il a encore de la fièvre haute. Aaron par contre a été contaminé par un ami qui lui faisait les courses, peut-être, il n'en est pas sûr. Les infirmières me prennent pour une folle : que fait-elle dans la chambre pleine de virus aérotransportés à parler de rien ? Quel est le sens ?

Oui, quel est le sens ? Valoriser les rapports interpersonnels, faire les patients se sentir uniques, importants, reconnus. Certes la peur du virus est grande, mais pas assez pour déshumaniser les soins. La solidarité humaine est une grande valeur particulièrement en ce moment. Personne ne s'en sort seul.

Deux jours après, je reviens le voir, discrètement parce qu'il n'est pas dans mes lits et je ne veux pas interférer.

Shalom Aaron !

Allez, Aaron, essayons de faire quelques progrès : *in bed is death*, cette maladie cause la mort non pas à cause de l'insuffisance respiratoire, mais par embolie pulmonaire, les patients doivent être souvent mobilisés, de manière active. On fait le test de la marche : d'abord quelques pas, avec l'oxymètre au doigt, on observe une oxygénation qui baisse de quelques points pour augmenter beaucoup vers la fin du test et avec la pause : 93, 92, 90, 87 et puis 92, 95. Chaque jour de mieux en mieux, de quelques pas à quelques minutes. L'oxygénation s'améliore et passe de 88-90 % à des valeurs de 92-93 % dans l'air ambiant. On s'assoit, on ne reste pas au lit. On reste éveillés l'après-midi, on reste debout.

Shalom !

Son salut retentit dans le service.

Une autre nuit dans le centre Covid, c'est la troisième en dix jours, je reviens le voir.

Aaron n'est plus là, Bruno non plus. Morts ?

Bruno a été déplacé, son état est trop grave.

Ils l'ont mis en chambre seul, ils ont demandé une dérogation à l'interdiction des visites pour la femme : il est hospitalisé depuis trop longtemps, ils ne se voient pas depuis six semaines, nous ne pouvons pas le rendre dans une urne.

Et Aaron ? Mort ? Non…

Démis ? Ce n'est pas possible, je n'y crois pas.

Aaron va mieux malgré le diabète, la maladie cardiaque, le huit de créatinine qui est devenu un cinq en moins d'une semaine, malgré les plaies aux pieds.

Il a décidé de rentrer chez lui où il fera le confinement en attendant que le tampon de contrôle soit négatif.

Fantastique.

PENSÉES ET PAROLES AU TEMPS DU Covid-19

Anna Maria Sulla
Spécialiste en pédiatrie – Crotone

Je suis pédiatre depuis plus de quarante ans et je vis dans une petite ville agréable sur la côte ionienne calabraise, où je me suis perfectionnée dans ma profession, après une période de formation et les premières années de travail à Florence. Dans ce merveilleux endroit, qui s'appelle Crotone, nous sommes fiers d'être les descendants d'Alcméon et Pythagore, nos racines plongent dans la Grande-Grèce et donc dans la Grèce classique. On attribue à Alcméon une théorie médicale, devenue très populaire parmi les Grecs, selon laquelle la santé est le résultat d'un équilibre entre des éléments ou propriétés de valeur opposée. La santé donc est, pour Alcméon, le mélange harmonique des qualités opposées à saisir dans la vie. Mais qu'est-ce que cela a à voir avec notre rapport et mes petits patients ? Parlons donc d'eux au temps du Covid-19. Nous les adultes, n'étions pas préparés à ce tsunami qui nous a rendus fragiles, vulnérables et impuissants face à l'avancée de la pandémie. Cependant, grâce à mon expérience directe, j'ai pu constater que ce sont surtout les enfants qui ont le plus souffert et qui ont payé le plus grand prix. Privés d'un jour à l'autre d'espaces physiques comme l'école, les salles de gym, les fêtes d'anniversaire, etc., et des espaces émotionnels, les amitiés, l'affection des membres de la famille proches et distants, ils se sont sentis désorientés.

Il est donc nécessaire, de s'interroger aujourd'hui sur ce que le confinement a représenté pour eux et sur la manière dont le concept de normalité et de quotidien a changé à jamais, surtout pour les plus petits qui commençaient à être heureux en dehors de la maison. Nous tous, pédiatres et parents, avons le devoir de chercher à comprendre pourquoi ces enfants ont besoin aujourd'hui d'une aide spécifique pour surmonter ce qui a été pour eux un traumatisme particulier et pour les accompagner vers une nouvelle normalité vers laquelle la vie en commun avec le Covid-19 nous appellera à l'avenir, un avenir qui a déjà commencé. Les jours du confinement ont été chargés d'angoisse et de peur pour les mères et les enfants. Mon téléphone n'a jamais cessé de sonner pendant cette période. À l'autre bout du fil des parents terrorisés. La fièvre, la toux, les éternuements de leurs enfants ont été des sonnettes d'alarme qui ont littéralement bouleversé même les mères les moins anxieuses. « Docteur, ce n'est pas du coronavirus, pas vrai ? », une question répétée à l'infini dans l'espoir d'une réponse négative. Les peurs des parents à l'égard de l'émergence sanitaire avant et ensuite celles de nature économique ont été inévitablement projetées sur les enfants. Clôturés chez eux, dans une situation tout sauf tranquille, chargée de tensions qu'ils avaient du mal à déchiffrer, marquée chaque jour à 18 heures par le bulletin de la Protection civile, avec le décompte des morts et des contaminés, par milliers dans notre Pays, les plus petits ne pouvaient certes rester indifférents.

L'histoire de laquelle j'ai été témoin et qui m'a le plus frappée parmi tant d'autres, est celle de deux petits frères, Marco de neuf ans et Fabio de sept (les noms sont évidemment de fantaisie pour protéger leur vie privée), que je connaissais bien depuis leur naissance, étant leur pédiatre.

J'ai toujours eu un beau rapport avec eux. Une famille apparemment tranquille, comme tant d'autres, dans laquelle ils ont grandi dans une atmosphère entourée de beaucoup d'affections. La mère et le père travaillent, mais les grands-parents et les oncles sont toujours prêts à faire un cordon d'amour et de solidarité pour ces petits enfants.

Les jeux, les disputes entre frères, les inévitables embêtements étaient à l'ordre du jour. Une vie normale en somme. Marco, un caractère précis et pour cette raison « chouchou » de maman. Fabio, le plus petit, avec un caractère plus impertinent, comme une vraie peste qui n'ennuie jamais.

Marco était montré du doigt à chaque occasion par ses parents comme exemple à suivre à l'école-maison, et Fabio était ennuyé de se trouver toujours confronté à son frère aîné. Ceux qui ont eu des frères et sœurs dans la vie savent que cela fait partie du quotidien.

C'est le miracle de la biodiversité ! Heureusement nous sommes tous uniques, dans notre genre, avec nos qualités et défauts.

Puis un beau jour arrive le Covid-19. Et tout change soudainement. Les peurs, les disputes, les conflits, consommés à l'intérieur d'une prison spéciale, comme l'est notre propre maison, s'amplifient, se multiplient et la situation dégénère.

C'est ce qui est arrivé aux vies de Marco et Fabio. Mais surtout à celle de Fabio, le plus petit, le plus faible et fragile. La pression sur lui, enfermé entre les quatre murs du foyer, est devenue explosive, impossible à contenir.

Des phrases ou réprimandes comme « comporte-toi comme ton frère, sois sage comme lui » sont devenues insupportables, lourdes comme des pierres. Dans une recherche désespérée de confort et reconnaissance de sa diversité, dans une situation aux frontières du réel, comme celle causée par le Covid-19, Fabio, jour après jour, avec une lente descente vers son abîme d'incertitudes et de fragilité, a régressé. D'abord les troubles du sommeil, ensuite ceux du langage, puis l'énurésie nocturne. Faire pipi au lit a aggravé ultérieurement la comparaison avec le frère aîné qui ne l'avait plus fait depuis qu'il avait com-commencé à parler et à contrôler ses sphincters. Malheureusement Fabio souffre encore à cause de ces problèmes. Je continue à le suivre avec toute sa famille, non seulement du point de vue clinique, mais également avec des conseils simples et pratiques, pour l'aider à retrouver son équilibre et sa sérénité au sein d'une famille rendue plus consciente. Ce ne sera pas facile. Un soutien psychologique est important, conjointement à la compréhension de tous ses besoins, à la patience, avec attention et amour. Mais ça va passer ! J'en suis certaine. Tout comme je suis certaine que nous gagnerons ce grand défi auquel la vie nous a appelés. J'invite mes collègues pédiatres à regarder au-delà de l'aspect clinique, à enquêter aussi sur le plan psychologique de nos petits patients, mais je suis sûre qu'ils sont déjà en train de le faire.

Aidons-les à comprendre ce que la pandémie a signifié pour eux et commençons à envisager un avenir pacifique malgré les difficultés médicales, sociales et familiales. Ce qui est arrivé à Fabio n'est pas un cas isolé. Comme lui, de nombreux enfants sont devenus plus fragiles à cause du Coronavirus, et pour les aider à revenir à la normale le « remède » existe depuis toujours et s'appelle Amour !

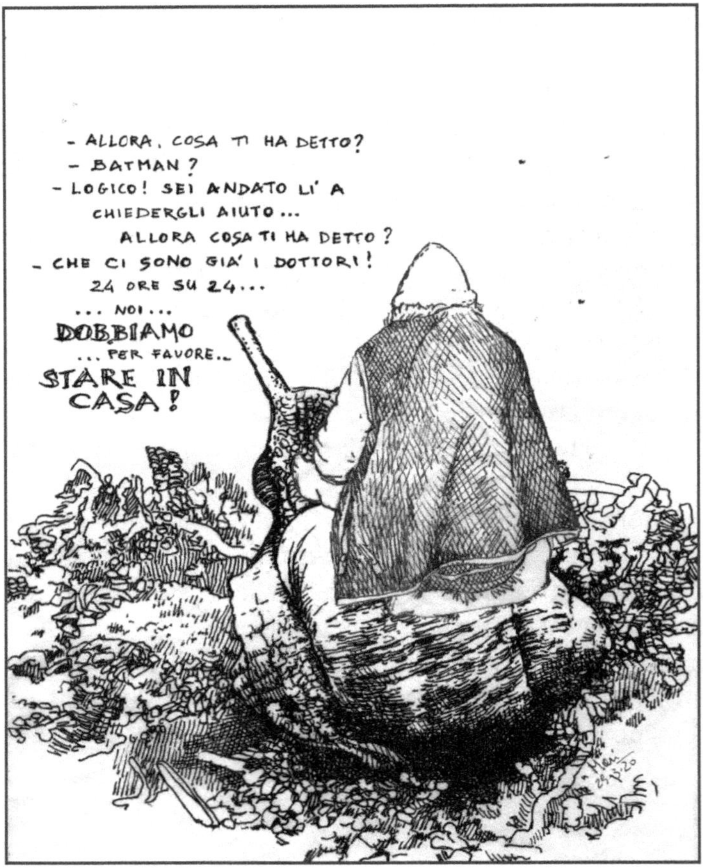
- ALLORA. COSA TI HA DETTO?
- BATMAN?
- LOGICO! SEI ANDATO LI' A CHIEDERGLI AIUTO... ALLORA COSA TI HA DETTO?
- CHE CI SONO GIA' I DOTTORI! 24 ORE SU 24... ... NOI... DOBBIAMO ... PER FAVORE... STARE IN CASA!

« Alors, qu'est-ce qu'il t'a dit ? – Batman ? Ben oui ! Tu es allé lui demander de l'aide... Alors qu'est-ce qu'il t'a dit ? – Qu'il y a déjà les médecins ! 24h sur 24... ...Nous... devons ...s'il vous plait... rester chez nous ! »

ERMANNO MARCO MARI

ASPECTS SOCIAUX

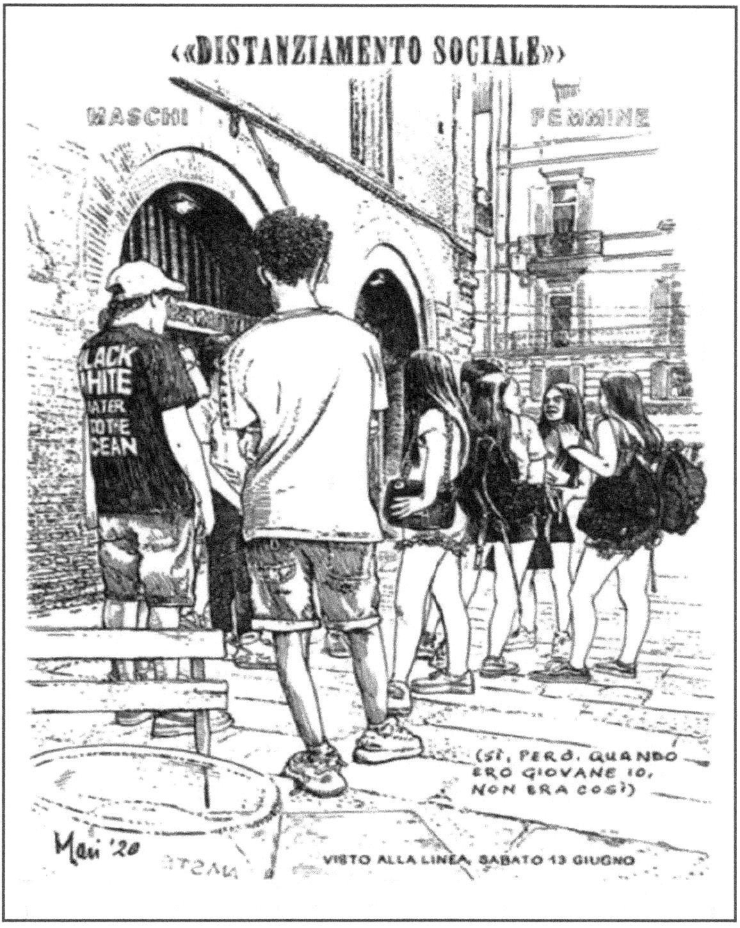

«DISTANZIAMENTO SOCIALE»
MASCHI
FEMMINE
(SÌ, PERÒ, QUANDO ERO GIOVANE IO, NON ERA COSÌ)
Mari '20
VISTO ALLA LINEA, SABATO 13 GIUGNO

ERMANNO MARCO MARI

PANDÉMIE ET QUARANTAINE

Anastasia Carcello
Radiodiagnostic et psychothérapie – Bologna

Le coronavirus est en train de se répandre partout : parti de la Chine il a atterri en Italie et en peu de temps affirmé sa présence inquiétante. Les médecins et le Système sanitaire national n'étaient pas préparés à cette catastrophe humaine parce que ni les modalités de contamination ni les caractéristiques typiques du virus n'étaient entièrement connues pour pouvoir bloquer immédiatement sa diffusion. Pour cela au début, en sous-estimant les effets du coronavirus, les premiers malades n'ont pas été isolés comme la situation l'obligeait, mais certains ont même été transférés dans les RSA (maisons de repos) où ils ont répandu l'infection. Souvent, sans un tampon nez-pharynx précoce, le diagnostic du Covid-19 n'était même pas établi, raison pour laquelle le patient n'était pas éloigné de ses proches, et les traitements précoces n'ont pas été mis en œuvre en l'absence de lignes directrices thérapeutiques à suivre. Pour finir, sans un contrôle évolutif efficace, l'état des personnes s'aggravait, au point d'exiger une hospitalisation immédiate là où les soins intensifs n'avaient plus de places libres. Pendant ce temps on commençait à mourir trop rapidement, surtout les vieilles personnes. Pour ma part, en tant que médecin radiologue, actuellement à la retraite, j'aurais voulu m'enrôler en réponse à la demande de spécialistes de la part de la Croix-Rouge et de certains hôpitaux, comme volontaire dans les zones « rouges » de la Lombardie, pour contribuer aux diagnostics des pneumonies interstitielles, la cause des complications cliniques des personnes infectées. Mon enthousiasme a tout de suite été freiné par mes enfants, qui m'ont rappelé mon âge et mon état de santé. Ils m'ont rappelé aussi qu'au fond, rendre service à la famille, sur-surtout s'il y a des petits à faire grandir dans des périodes aussi critiques, est également un acte de volontariat qui te revient sous la forme d'énergie positive.

En effet, je n'ai pas vécu la réclusion forcée déclarée le 7 et 8 mars 2020 d'une manière particulièrement difficile ou angoissée et je ne la vis pas non plus comme une imposition bouleversante.

Nous, êtres humains, normalement, nous nous adaptons aux nouvelles habitudes, surtout si nous sommes obligés dans ce cas par une grave menace sur notre santé. Une menace qui devient réelle quand nous écoutons dans les médias le nombre des malades qui augmente d'heure en heure, qui finissent à l'hôpital, qui s'aggravent, qui vont en soins intensifs et puis, nombreux, meurent.

Voir à la télé les camions de l'armée chargés de cercueils contenant les dépouilles des personnes mortes par la contagion du coronavirus fait mal.
Les morts des séismes, des guerres et des catastrophes naturelles périodiques viennent à l'esprit, mais on n'imagine jamais qu'un nombre aussi élevé de décès vienne justement des hôpitaux, où habituellement on soigne les personnes pour qu'elles guérissent.

Ainsi, dans l'esprit arrive, même assez clairement, une nouvelle conscience : on ne survit même pas à l'hôpital, malgré la présence de personnel sanitaire compétent, de médicaments innovants et d'appareils sophistiqués comme les respirateurs. Pourtant les voilà : tant de morts, tous à incinérer afin d'éviter la diffusion ultérieure du virus ou est-ce parce qu'on ne sait plus où mettre ces dépouilles ?

Aucun éclaircissement n'arrive à ce sujet, mais on continue à répéter qu'aucun membre de la famille ne peut s'approcher du malade à cause du risque concret de contagion. Cela implique l'abandon à son propre destin du conjoint hospitalisé, avec une grande souffrance des proches. Il mourra seul, aucun de ses proches ne pourra rester à ses côtés pour lui tenir la main ou lui faire une caresse ; même sont encore conscients apprécieraient la présence affective, et on pourrait recueillir leurs derniers mots et leurs derniers souhaits. Heureusement, les médecins qui les suivent jusqu'au dernier souffle arrivent à tempérer la tristesse liée à l'absence de la famille avec quelque appel vidéo si le patient est éveillé ou simplement en restant près de lui pour lui parler sereinement jusqu'à la fin. On peut rester tranquilles, le conjoint reviendra le plus tôt possible à la maison, réduit et changé en cendres contenues dans une urne plus ou moins élégante. Par rapport à avant le confinement, on assiste à un bouleversement de la mort, des rites funèbres et des fonctions religieuses. On ne peut plus célébrer de baptêmes, mariages, confirmations et même d'enterrements à l'église, chacune d'elles fermée en raison de la même crainte.

Si le décès est advenu pour des causes différentes du Covid, il y aura peu de consanguins pour accompagner la dépouille au cimetière, où elle fera l'objet d'une bénédiction rapide de la part du curé, mais on ne peut pas rencontrer de proches ou d'amis ni chez soi ni au cimetière. Le soir, dans chaque maison, on attend le journal télévisé pour avoir les dernières infos sur l'hécatombe du jour, devenue quotidienne comme le pain : combien de morts, combien de nouvelles hospitalisations, combien de gens en soins intensifs, combien de nouveaux cas, tandis que la peur collective de s'infecter et de mourir grandit ? On a l'impression de sentir l'haleine maléfique du coronavirus dans le cou, prêt à nous enlever le souffle, une terreur alimentée également par les messages peu rassurants des scientifiques, connus surtout à la télé, où ils exhibent des compétences démenties successivement. Je comprends, malgré tout, que même confinés on s'habitue, jour après jour, à un rythme circulaire différent de l'ordinaire, qu'on avait consolidé depuis longtemps, même si l'impatience ne manque pas. On continue à se lamenter tout le temps pour chaque petit inconvénient et à critiquer chaque action entreprise par le gouvernement dans le but de nous protéger au mieux du virus. La peur de tomber malades devrait nous rendre plus disciplinés et faciliter le changement des habitudes avec discernement, mais souvent pour exorciser la peur du risque vital on devient plus agressifs et intolérants. Ce n'est pas la liberté intérieure qui manque, parce que personne, pas même un virus, ne pourra jamais enlever ce que chacun éprouve dans son cœur et dans les pensées, toutefois on perçoit l'absence du libre choix de sortir à l'air libre, pour une promenade dans le parc, à la plage, à la montagne ou pour rencontrer un ami sur la route.

Il devient nécessaire de renoncer à étreindre les enfants pas si lointains, les neveux, les frères et sœurs qu'on peut voir pendant les appels vidéo, grâce à l'évolution technologique des portables, désormais utilisés même par les anciens pour se sentir moins isolés. Pendant cette période j'ai ressenti avec intensité l'absence du soleil, du vert, de l'espace céleste sans fin, de la lune le soir, des étoiles au coucher du soleil et à l'aurore. Je me suis sentie prisonnière des blocs d'immeubles trop près dans le centre-ville, qui limitent le regard au-delà des frontières du béton. On observe, malgré nous, des scènes de famille des fenêtres de l'autre côté, en assistant à la gestion des enfants pendant le repas et en écoutant par moments des bribes de discours téléphoniques, sur le balcon trop près. On peut partager la séparation avec toutes les personnes inconnues assises devant la télé dans la cuisine pendant le dîner, on peut imaginer leur ménage quotidien à lumières éteintes et fenêtres fermées désormais standardisé même dans le rituel de la cigarette fumée sur la terrasse. On reste toutefois bloqués dans la pensée commune de ces derniers temps : un ennemi invisible a déclaré guerre à l'humanité ! Il nous a tous enfermés dans nos maisons, sans distinction de sexe, âge, statut social, race ou religion, en nous obligeant à rester proches de nos familles, en apprenant à nouveau la cohabitation, la tolérance et l'espoir, oubliés depuis des années. Nous avions désappris à vivre chez nous sans devoir courir dehors pour aller travailler, pour les occupations et les rendez-vous ludiques, ou tout simplement pour fuir la présence d'un colocataire peu aimé, par exemple un partenaire.

Mettons en lumière l'effort nécessaire pour accepter une pensée différente de la nôtre, surtout si elle est exprimée par les personnes que nous aimons ou croyons aimer. On préfère partager le repas en silence, chacun perdu dans ses propres pensées répétitives et superflues, prêt à décharger son mécontentement sur ceux qui se permettent de rompre cet état de calme apparent, donné par le silence forcé, avec un seul mot ou avec le bruit d'un plat.

Un effet négatif supplémentaire du confinement est l'impatience envers les enfants qui à cause de la fermeture des écoles de tous ordres et cycles sont maltraités par des parents sans amour, peu habitués à contenir leur énergie. L'impatience est accrue par la tâche de les suivre dans leurs activités scolaires, assignées en ligne par les enseignants qui préparent les cours dans le but de ne pas faire perdre l'année scolaire à leurs élèves. Pour les opérateurs sanitaires, découvrir les mauvais traitements et les abus sur le corps des mineurs arrivant aux urgences en période Covid devient inadmissible. On ne peut accepter ni justifier l'homme qui dans ces circonstances difficiles pour tout le monde, aveuglé par la jalousie, la rage et autres émotions négatives, tue irrationnellement sa compagne : en neuf semaines de confinement, il y a eu onze féminicides. Le coronavirus n'est pas seul à tuer, malheureusement on meurt également à cause de l'esprit malade de certains hommes, qui en massacrant leurs femmes, croient exprimer leur virilité et suprématie.

RÉFLEXIONS SUR LE TERRAIN

Un médecin hospitalier italien

La suite inlassable des sirènes d'ambulances, qui comme des pleurs incessants, de jour comme de nuit, dans les rues tout autour des hôpitaux, restera gravée comme une cicatrice dans la mémoire émotionnelle de chacun de nous. Et comme la génération de personnes qui a vécu les bombardements dans leurs maisons, qui même après un demi-siècle, sursaute à chaque rugissement ou se réveille terrorisée par un cauchemar nocturne, ainsi notre génération continuera à ressentir un frisson glacial en entendant le son prolongé d'une ambulance. Quant aux cauchemars, ils n'ont pas manqué de hanter mon sommeil dès les premières semaines d'urgence. Les cercueils scellés que je voyais sortir des souterrains de l'hôpital de jour venaient me faire visite la nuit, avec leur procession funèbre de brancardiers encagoulés dont les masques à bec pointu et au profil particulier rappelaient celles des anciens médecins pendant la période de la peste. De telles visions troublaient mon esprit en générant une profonde angoisse qui augmentait en songeant à toutes ces vies soudainement arrachées à leurs proches. Ces expériences visuelles, auditives et émotionnelles sont destinées à marquer à jamais les mémoires et les consciences de nous tous médecins qui avons vécu personnellement la pandémie en première ligne. Mais pour que l'histoire ne se répète pas, il faut l'écrire en s'en tenant aux faits, avant les émotions personnelles.

Et c'est ce dont je voudrais rendre compte dans cette courte réflexion, que je propose volontairement sans noms et sans détails, exactement parce que les faits qui déterminent le cours de l'histoire sont ceux dans lesquels beaucoup de gens peuvent se retrouver. Mon histoire est celle d'un médecin hospitalier spécialiste qui travaille dans un des grands hôpitaux de Bologne et qui a vu bouleverser son quotidien comme tout le monde, et sa façon de travailler comme beaucoup. Et c'est ce deuxième aspect qu'il m'importe de dévoiler dans ce contexte.

À peine l'émergence Covid-19 a-t-elle explosé dans notre Pays que j'ai eu la soudaine et immédiate impression d'être seul comme les MG dans toute l'Italie. Seul à porter le masque et la blouse jetable durant les premiers jours suivant le signalement du virus en Italie, dans un contexte sanitaire où tout semblait procéder comme d'habitude, comme si les infos quotidiennes parlaient d'un autre Pays. Au début de la pandémie, l'erreur la plus grande qu'on ait pu faire a été justement celle de la banaliser, en la sous-estimant et en la comparant à une grippe saisonnière. Les conséquences de ce comportement ont hélas été claires et rapides, car le virus a provoqué en peu de temps une mortalité bouleversante. Si ensuite une telle attitude est aussi partagée par ceux qui gèrent l'organisation hospitalière, on finit par perdre définitivement la confiance en l'amélioration des choses. On perçoit et on subit en premier lieu l'incapacité absolue de ceux qui se sont retrouvés à gérer l'urgence, justifiable en partie par le manque d'expérience directe avec ce genre de virus.

Je me suis aussi senti seul à être parmi les premiers à réaliser à contrecœur que le service sanitaire de mon Pays était loin d'être soi-disant le meilleur du monde.

La mortalité très élevée reportée ne peut qu'indiquer à quel point le système n'a pas marché, combien la défaite a été très dure, et à quel point nous avons vécu un sombre chapitre dans l'histoire de la Médecine, impossible à oublier.

Seul à essayer d'approfondir, d'aller au-delà de ce que les communiqués de presse annonçaient, dans un moment historique où les moyens informatiques auraient rendu rapide et aisé le partage des données cliniques et de comportements « vertueux » entre collègues.

Seul face à des amateurs et experts improvisés en virologie qui ont exhibé plusieurs fois pendant ces jours leurs compétences sur les médias, sans aucune connaissance réelle de ce qui se passait sur le terrain.

Seul dans l'accomplissement de mon devoir, en me rendant chaque matin en première ligne, dans le silence assourdissant de la direction sanitaire qui a attendu des semaines avant de se mettre en rapport direct avec tout le personnel à propos d'une réalité dans laquelle nous étions immergés jusqu'au cou depuis trop de jours.

Seul à constater que le risque d'infection était très élevé même dans l'activité ambulatoire habituelle (qui représente la plupart de mon occupation professionnelle), face à un patient asymptomatique, et non seulement dans les services de soins intensifs, avec la différence angoissante de ne pas avoir à disposition les mêmes équipements de protection indispensables pour se défendre du virus. Seul à ne pas avoir d'instructions claires pour répondre aux patients qui me demandaient s'il était nécessaire de faire la visite programmée, malgré le risque d'être infectés.

Seul à être laissé dans le noir par rapport à des directives sanitaires toujours subies, jamais partagées ni annoncées, comme il advenait du reste dans les autres grands hôpitaux de la région. Et, ce qui était pire, des directives souvent dictées par des lois de nécessité ou de convenance, déguisées en respect de lignes directrices qui changeaient tout le temps.

Un seul exemple : dans un des moments les plus sombres du confinement, le manque de masques – un phénomène que chaque Pays du monde dans ces circonstances a connu – a généré la règle de ne pas utiliser des masques dans les couloirs ou même durant certaines procédures médicales qui ne comportaient pas une proxi-proximité particulière avec le patient.

Seul à constater, pendant les premiers jours d'émergence, que le stock de masques à peine livré avait déjà disparu pendant la nuit ou qu'on ne pouvait même pas se fier aux dispositifs de protection à disposition parce qu'ils étaient d'un matériau de piètre qualité. Seul durant les nuits infinies de disponibilité-garde, en attendant avec frustration la sanification des endroits contaminés qui n'arrivait jamais parce qu'elle n'était pas prévue. Seul dans ma fatigue accumulée, avec un risque majeur de commettre des inattentions qui auraient pu mettre en péril ma santé ou celle d'autrui.

Seul à attendre une réponse jamais parvenue suite à ma demande d'être soumis au tampon.

Seul, en d'autres mots, à la fois face à un ennemi viral invisible et dangereux et face à un « tir ami », c'est-à-dire un système qui n'a pas – par ignorance, incompétence, désorganisation ou convenance (ce n'est pas à moi de juger) – mis ma sécurité en premier plan en tant qu'opérateur de santé.

Aucune guerre ne peut être gagnée seuls : l'histoire nous l'a souvent appris. Mais évidemment cela ne suffit pas.

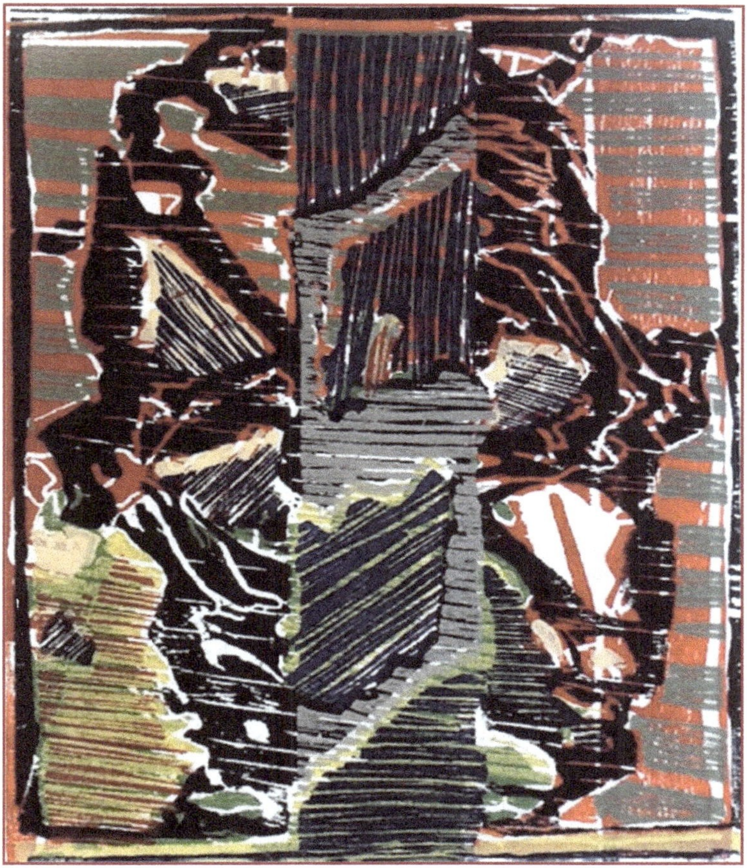

DESTRUCTION – *ALAIN HARVET*

LA PANDÉMIE NOUS CHANGERA

Simonetta Vernocchi
Spécialiste en pneumologie – Magenta (MI)

La Lombardie est à genoux.

Tout ne s'est pas bien passé : il y a des morts, trop de morts.

Il y a les familles des victimes qui sont en colère, qui ne comprennent pas comment leurs proches peuvent être vraiment morts, si rapidement, si seuls et en vain, si lointains.

Il y a trop de médecins qui sont tombés malades et qui sont morts.

Il y a les médecins, les infirmiers, les opérateurs sociosanitaires qui sont tombés malades, qui ont infecté leurs familles et mis leurs vies en péril.

Les médecins et les infirmiers qui ont survécu à toutes ces morts, qui n'arrivent pas à oublier, à ne pas y penser, qui ont à l'intérieur d'eux-mêmes une souffrance continue qui les empêche de dormir, qui les ronge. Ils culpabilisent à cause du fait qu'ils sont en bonne santé, et parce qu'ils ont survécu.

Ils regrettent de ne pas avoir réussi à sauver tout le monde.

Il y a les responsabilités des directeurs et l'abnégation des médecins, hommes et femmes.

Il y a la stupidité de ceux qui nous gouvernent. Il y a l'arrogance de la science. Il y a l'enseignement des morts qui donnent des leçons aux vivants depuis toujours, mais pas à tous. Seulement à ceux qui ont l'esprit et le cœur pour apprendre.

Il y a les personnes âgées qui s'en vont en silence dans les maisons de repos. Les personnes les plus fragiles que nous n'avons pas su protéger. Il y a les pauvres qui ne peuvent pas se soigner. Il y a les démunis qui ont été tués par la faim et par la pandémie. Nous serons différents. Mais serons-nous meilleurs ? Si nous sommes en mesure de remettre en question nos valeurs, nous parviendrons à être des personnes meilleures. Alors la pandémie aura eu un sens. La mort, cette mort qui survient sur le monde, nous a rendus tous égaux, tous fragiles, tous, riches ou pauvres, tous effrayés, tous ignorants ou savants de la même manière. Tout le monde dit des sornettes, même les Prix Nobel, même les lumières. Lointains, séparés, nous pouvons rediscuter nos frontières, réévaluer nos priorités et nous sentir proches comme jamais auparavant. Nous pouvons nous sentir tels des frères sans jamais nous embrasser, ou en nous connaissant à peine. Nous avons compris qui nous aimons et de qui nous pouvons nous passer. La pandémie a radicalement changé nos priorités ; nous avons compris tout à coup ce qui est important, ainsi que ce qui ne l'est pas. Nous pouvons faire sans la santé si nous ne sommes pas seuls. Si nous sommes aux côtés des personnes que nous aimons, qui tiennent à nous, et qui se tiennent à nous, même la mort ne peut nous effrayer ni ne nous effraie. Le sac mortuaire fait peur si nous sommes seuls. Nous avons abandonné la frénésie du travail, des dîners, du sport, des activités sociales, académiques, politiques, touristiques, nous pouvons faire sans beaucoup de choses, mais pas sans nos proches, pas sans les personnes que nous aimons.

La pandémie à fait de nous des frères, elle a montré la face cachée de notre personnalité, elle a mis à nu qui nous sommes vraiment : ceux qui se sont réfugiés dans leur trou, qui se sont mis en « maladie préventive » et ceux qui ont fait preuve d'un grand courage, d'initiative et d'altruisme.

Dans un moment pareil, la raison et la sagesse doivent faire les comptes avec nos peurs et avec l'amour.

Oui, l'amour.

Mais qu'est-ce que l'amour ?

Sommes-nous prêts à risquer l'infection par amour ?

Sommes-nous prêts à mettre notre vie en péril par amour de personnes que nous ne connaissons même pas, qui ne nous remercieront même pas ?

Est-ce juste de demander à une mère et un père de s'isoler, de renoncer à être avec leur famille, de risquer leur vie pour sauver des gens qu'ils ne connaissent même pas, qui ne leur octroieront aucun mérite de toute façon, qui au contraire, si les choses vont mal, porteront plainte et chercheront à se venger ?

C'est le paradoxe de notre société.

Si tout va bien tu seras un héros, si ça va mal ils te dénonceront.

Mais cela ne dépend pas de toi, la vie et la mort ne dépendent pas des médecins.

Des cendres de la frénésie de nos vies doit renaître une nouvelle manière de nous considérer comme des frères.

Une nouvelle manière de faire la santé pourra-t-elle naître de l'échec du système sanitaire en Lombardie ?

Les médecins parviendront-ils enfin à s'entraider sans s'humilier les uns les autres, sans essayer de primer tout le temps et de se montrer les meilleurs ?

Fera-t-on encore confiance aux « charlatans dérangés » ou aurons-nous le courage de tourner la page et d'être essentiels et objectifs dans nos choix ? Aura-t-on une « honnêteté intellectuelle » ou sera-t-on à la solde des entreprises pharmaceutiques ?

Les docteurs en première ligne sont humbles, ils savent qu'en Médecine il n'y a pas de certitudes, les aides réciproques sont précieuses, elles sont honnêtes, sincères, elles agissent comme si elles avaient devant elles un fils, un père, un frère.

Éviterons-nous de suivre docilement tels des petits chiens les chefs des services hospitaliers ambitieux et assoiffés d'attention médiatique ?

Nos choix seront-ils guidés par la connaissance venant de la pratique ou est-ce que nous nous laisserons à nouveau arnaquer par ceux qui font le plus de bruit ?

Conspirationnistes, négationnistes, no-vax, nostalgiques de la médecine exotique des soins alternatifs : le temps est venu de s'engager.

Si vraiment vous avez foi en vos idées, faites preuve de courage et affrontez le virus, soyez solidaire avec votre credo.

TÉMOIGNAGE D'UN CARDIOLOGUE

Lucio Giordano
Spécialiste en cardiologie – Crotone

Depuis des semaines, les journaux télévisés donnent des nouvelles sur la diffusion de l'épidémie de Coronavirus en Chine, mais il ne semble pas y avoir d'alarmisme particulier, en général on écoute les infos avec indifférence.

Un après-midi de fin février on m'appela pour une consultation en Orthopédie ; en magasin la télé était allumée et transmettait les images inquiétantes de l'hôpital de Codogno : ce communiqué intriguait tous les présents, soudain immobiles et attentifs à suivre avec préoccupation ce qui se passait non pas en Chine, mais en Italie !

Puis la consultation, choc septique, mais la pensée frappante est que tôt ou tard la contagion arrivera chez nous, dans le Sud où les carences sanitaires sont plus importantes que dans le Nord de l'Italie. Qu'est-ce qui m'inquiète ? Ceux qui sont proches de moi évidemment, ma famille en premier lieu, pas tellement Francesca, ma fille, qui en prévoyant une diffusion de l'épidémie, avait anticipé son retour de Rome, contrairement à Cesare, son frère qui avait décidé de rester là-bas.

Carmelita est ma plus grande préoccupation, qui après avoir surmonté la chimiothérapie et la radiothérapie (cela fait 5 ans déjà), reste la personne la plus fragile.

Le 5 mars une assemblée provinciale est organisée d'urgence, au cours de laquelle je rencontre avec le préfet les maires de la province de Crotone, les dirigeants ASP, le questeur, etc.

Le préfet commence en nous informant sur la raison de la réunion et sur l'urgence du moment que vit notre Pays, les dirigeants des ASP parlent l'un après l'autre, puis certains maires prennent la parole et enfin, c'est à mon tour de parler aussi. J'exprime immédiatement mes inquiétudes, en faisant la liste des points faibles de notre système sanitaire.

En commençant par les médecins de famille (MG) qui sont seuls sur le territoire, sans aucun soutien, et qui seront en grande difficulté face à l'urgence imminente.

Je passe donc à l'hôpital, le lieu moins sûr pour quiconque y arrive : tout est ouvert, des ambulatoires au bar, en outre les allers-retours continus des proches pour les visites aux patients augmenteront la possibilité de contamination en favorisant la diffusion du virus de manière exponentielle. Le préfet m'a grossièrement et prématurément coupé la parole, selon elle je ne dois pas me permettre de donner de conseils aux dirigeants ASP, qui notoirement ne sont pas en service, en première ligne. Par respect des institutions, je n'abandonne pas la réunion, je m'oblige à rester et je dois absolument écouter la réplique du directeur sanitaire de l'hôpital. J'ai compris que les maires avaient été invités pour écouter et pas pour intervenir, sans considérer qu'en plus d'être maire de mon village, je suis également un spécialiste avec des décennies d'expérience à l'hôpital, où je travaille encore aujourd'hui.

Heureusement 5 jours après la réunion, c'est le président de la Région Calabre qui a tout fermé et décrété le confinement.

Activités ambulatoires intra-moenia, examens programmés, visites des proches, bar et tout le reste : tout est fermé à l'hôpital.

Le premier cas de coronavirus à Crotone a été enregistré le 9 mars et malheureusement moi aussi j'ai dû me mettre en quarantaine parce que la patiente numéro 1 avait participé à une conférence à S. Severina, organisée au château dans la salle de conférences où j'étais moi aussi. Pendant ce temps deux frères sont positifs au tampon, donc dans un premier temps les patients Covid ont été transférés à Catanzaro, jusqu'à ce que l'hôpital de Crotone rouvre son service Covid. J'écris sur les réseaux sociaux que même dans notre hôpital nous sommes en train de nous organiser pour faire face à la pandémie. Et voilà que m'arrive un message WhatsApp inattendu de C. C., l'infirmière chargée d'assister le premier patient Covid hospitalisé à Crotone :

Bonsoir, je t'écris après avoir vu ton post sur FB, et j'étais tentée de t'écrire là, mais à part le fait que tu es un personnage public suivi par tous tes concitoyens... j'aurais provoqué d'autres angoisses à ces pauvres gens ! La vérité, Lucio, est qu'ils ont créé deux parkings dans un service où hier soir j'ai fait la nuit avec le patient Covid d'une manière inhumaine... Cet endroit absurde est à risque de contamination pour ceux qui comme moi y ont travaillé. J'ai dû porter le masque FP3, et ils m'ont en plus fourni un scaphandre et des chaussures que j'ai dû garder toute la nuit sans même pouvoir aller aux toilettes.

Avec le patient il y a maintenant G. D. aussi qui l'assiste.

Le patient était stable, mais il ne s'est pas du tout reposé pendant toute la nuit... il a des crises de dyspnée et toux convulsive et progressive. Il n'avait pas besoin d'assistance intensive, mais juste d'aide et réconfort. J'ai tenu bon pendant toute la nuit, en restant près du malade et en lui parlant tout le temps, gérant le cadre clinique toute seule, car le virologue était joignable depuis chez lui. Nous avons essayé plusieurs fois de sensibiliser nos dirigeants sur la nécessité de parcours obligatoires, en soutenant qu'il ne pouvait pas y avoir de zones sans EPI... et voilà le résultat : le château de cartes est en train de s'écrouler... en un éclair ils ont démantelé l'OBI (Observation brève intensive des urgences). Pendant ce temps le patient à entuber est arrivé et personne n'a compris que le vrai problème n'est pas l'extérieur, mais l'intérieur de l'hôpital !

C. C. est l'une des meilleures infirmières de l'hôpital et pour cette raison elle a été choisie pour passer la première nuit avec le patient Covid, compte tenu du fait que personne n'avait d'expérience avec ce genre d'infection. L'infirmière s'est révélée à la hauteur de la tâche qu'on lui avait confiée et a suivi seule le patient de la manière la plus correcte possible, compte tenu des circonstances délicates. Le service Covid de Crotone est arrivé à gérer en même temps 20 patients, et cela grâce aux infirmiers qui ont permis d'affronter une situation critique inédite, sans lignes directrices ni thérapies ciblées.

Nous ne pouvons pas oublier l'histoire tourmentée du directeur de service des urgences, G. D., infecté pendant son travail, qui a lutté pendant trois mois, en bonne partie en réanimation à Germaneto (CZ). Durant ce long séjour il a été soumis à dialyse rénale, à de nombreuses transfusions et pour finir même une intervention chirurgicale d'urgence pour perforation de la vésicule biliaire. Je pense qu'il a été le seul patient Covid à subir une telle intervention chirurgicale en conditions si particulières.

Quand il a surmonté l'infection et a été démis, la télévision locale a voulu l'interviewer et ma femme Carmelita, sans son nom, ne l'avait même pas reconnu tant il avait changé et maigri. Avec G. D. il y a depuis longtemps un fort lien d'amitié, renforcé par des années de travail durant lesquelles nous avons partagé les souffrances des malades et des proches, en cherchant toujours une voie de réconfort et de solidarité, mais je dois admettre que notre amitié s'est encore plus solidifiée pour la gratitude que je ressens à son égard pour toutes les fois où il est venu à ma rencontre en participant à mes amertumes et souffrances.

L'ESPOIR VIENT DU SAVOIR

L'IMPACT DE NAPLES AVEC LE SARS COV2

Antonio Izzi
Spécialiste en maladies infectieuses – Napoli

J'ai toujours été très fier d'appartenir au Département des urgences infectiologiques de l'hôpital Domenico Cotugno de Naples, et j'ai encore plus de raisons de l'être maintenant que mon hôpital a atteint une notoriété planétaire inattendue, mais méritée. Notre hôpital a été considéré pendant des années comme un « lazaret » par la population napolitaine avec la réputation d'être l'hôpital des patients semeurs d'infection, contagieux, avec des maladies transmissibles. Les patients eux-mêmes avaient honte de dire autour d'eux qu'ils étaient suivis ou hospitalisés à Cotugno... L'hôpital où je travaille reflète beaucoup cette mentalité à vocation altruiste qui est celle d'une métropole extraordinaire comme Naples, une ville ouverte, prête à accueillir tout le monde, sans distinction de race, ethnie, religion et appartenance politique.

Le « Cotugno » est l'hôpital avec un service d'urgences infectiologiques ouvert 24 heures sur 24, où quiconque se trouve en difficulté à cause de pathologies infectieuses ou présumées telles trouve hospitalité et réconfort ; il est particulièrement l'hôpital des négligés, des « derniers », des clochards, des exclus sociaux à cause de leur mode de vie... c'est un véritable amortisseur social ! Mais le Cotugno est aussi un gymnase : d'un côté un gymnase de vie, une expérience unique dans le Sud, de l'autre un gymnase fait d'entraînement, de simulation et de préparation aux *« microbiological weapons »* et aux pandémies infectieuses où, au cours des années, s'est formé un noyau dur de médecins qui constituent une forformidable ossature d'adaptation rapide aux dangers anciens et nouveaux. C'est ainsi que, alors que le 28 janvier j'ai reçu un appel téléphonique de la part d'un très bon collègue du service d'urgences de l'hôpital des Pellegrini de Naples, notre bataille contre ce qui à l'époque avait été nommé 2019-n-Cov a commencé. On m'a signalé l'arrivée, avec masque chirurgical sur la bouche et médiateur culturel chinois en marge, d'un jeune chinois de 27 ans (M. N.) qui se trouvait depuis quelques jours à Naples en voyage de noces avec sa ravissante conjointe de 26 ans, lequel avait développé pendant son séjour napolitain une fièvre avec toux et dyspnée... J'ai demandé à la docteure de se faire donner le passeport du patient, de l'isoler immédiatement dans une chambre et d'effectuer tout de suite une Rx standard du thorax. Le patient venait de Wuhan, province du Hubei, et il était parti en pleine explosion de l'épidémie dans l'épicentre chinois avec un vol de la Southern China Airlines de Wuhan vers Rome et donc arrivé à Naples. Immédiatement la « machine de guerre » de l'hôpital de Cotugno a été mise en marche : les chambres à haute isolation respiratoire à pression négative ont été mises immédiatement à disposition, annexées à « notre » Service d'urgences et, avec une collègue très compétente, nous avons commencé instantanément le « rituel » de l'habillement dans nos chambres et compartiments étanches.

Nous avons pris la décision de ne rien laisser au hasard en adoptant toutes les mesures et les précautions des parcours que nous avions déjà préparés depuis des années pour le virus de l'Ebola : blouse à usage unique non recyclable au-dessous, combinaison hermétique à corps entier imperméable avec fermeture éclair, couvre-chef à usage unique sur cette dernière, masque imperméable personnalisé sur le visage pour les yeux et le front, masque FFP3, visière à usage unique, chaussures à usage unique, triple paire de gants dont une de longs gants pour couvrir tous les points découverts possibles sur les poignets. Sa femme arrivera également et sera hospitalisée, comme M. N., dans une pièce différente. Pendant ce temps le mari a été emmené, suivant des parcours méticuleusement préparés, en Radiologie, pour une TDM HRV du thorax. Cette enquête a immédiatement mis en évidence la caractéristique radiologique la plus typique de la pneumonie provoquée par le SARS-CoV2 : des aréoles en « verre dépoli » parsemées électivement sur toute la région sous-pleurale des poumons. M. N. est resté chez nous comme cas suspect (à l'époque non confirmé par l'Institut supérieur de santé avec le RT-PCR fait maison effectué avec les amorces provenant du Prof. Christian Drosten de Berlin), avec un diagnostic de pneumonie légère-modérée, pendant environ deux semaines, ce qui nous a permis de nous « entraîner » en prévision de ce qui le mois d'après allait être la déferlante de patients campaniens infectés de retour du Nord de l'Italie. La reformulation attentive et ajournée de lignes directrices d'organisation interne et thérapeutiques internationales, déjà mise en place depuis mi-janvier auprès de notre Département des urgences infectiologiques, ainsi que l'étude et le respect méticuleux des parcours sales par rapport aux propres, conjointement aux mises à jour continues sur l'évolution épidémiologique, clinique et thérapeutique de la maladie de la Covid virus-19, ont fait en sorte que notre hôpital soit parvenu à offrir une assistance de niveau élevé même aux patients très graves et en même temps à éviter des contaminations parmi le personnel médical et paramédical.

Pour cette raison l'hôpital de Cotugno a représenté un exemple d'espoir et d'encouragement dans la lutte contre le Coronavirus, se faisant apprécier en tant que modèle nosocomial qui grâce à un mélange d'humilité et de con-connaissance et à l'organisation spécialisée a lutté victorieusement contre un ennemi qui à un moment donné semblait invincible !

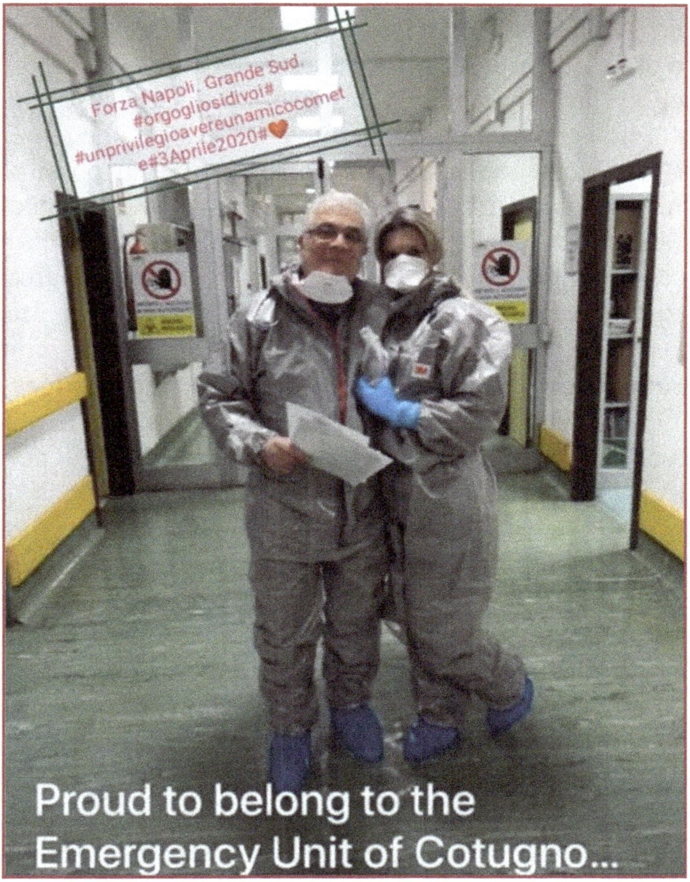
Forza Napoli, Grande Sud.
#orgogliosidivoi#
#unprivilegioavereunamicocomet
e#3Aprile2020#
Proud to belong to the
Emergency Unit of Cotugno...

LE DON DU SANG EN TEMPS DE CORONAVIRUS À RAGUSE

Pietro Bonomo
Réseau de collecte AVIS – Province Raguse

Pendant ces mois au cours desquels notre vie a été complètement redessinée par le virus nous avons dû tout revoir, y compris la marche à suivre pour le don de sang.

Je crois que tout le monde au début a sous-estimé cette infection, la reléguant au rôle de grippe ennuyeuse, mais bientôt nous nous sommes retrouvés face à un phénomène sans précédent que nous n'aurions jamais cru possible ! Parmi les souvenirs de nos ancêtres nous avons repêché des anecdotes concernant la grippe ESPAGNOLE des années vingt qui se révèlent dramatiquement superposables à nos événements de 2020, en nous portant à penser qu'un siècle soit passé en vain ou tout du moins sans avoir rien produit de plus efficace que les masques et le CONFINEMENT ! Dans cette atmosphère terrible qui a suspendu la vie et bloqué la société, on a dit à nous, médecins transfusionnels, que nous n'aurions pas dû ajouter aux morts de coronavirus même les morts pour carence de sang et de produits sanguins labiles (PSL) ! Il faut aller de l'avant et convaincre les donneurs d'offrir leur bras, en les garantissant au mieux de nos capacités. L'autorité nationale (CNS) fournit ponctuellement des indications, en nous instruisant sur les temps d'incubation, sur les temps de quarantaine

(isolement fiduciaire), sur les modes de transmission, sur les symptômes précoces, mais elle nous invite surtout à mettre en acte une série de mesures organisationnelles afin d'éviter le rassemblement des donneurs dans les salles d'attente et, par conséquent afin de nous permettre de maintenir la distance de sécurité entre les personnes d'au moins un mètre. J'ai le fardeau et l'honneur de gérer la collecte du sang et des produits sanguins labiles (PSL) de la province de Raguse qui est celle avec le plus de donneurs en Italie par millier d'habitants, et qui contribue à la collecte sicilienne, avec une population de seulement 310 000 habitants, avec 40 000 donations par an, équivalentes à environ 20 % des 200 000 donations de l'Île ! Une chute des donations aurait mis en crise tout le système sanitaire sicilien qui gère en outre, à égalité avec la Sardaigne, une présence importante de patients thalassémiques, dépendants des transfusions ! Le réseau dont je m'occupe compte 12 points fixes de collecte bien organisés dans lesquels s'alternent environ 90 opérateurs sanitaires (50 infirmiers 40 médecins) avec une affluence en moyenne de 3 400 donneurs par mois. Voici les recommandations ESSENTIELLES du Centre national sanguin :

- Avoir recours de préférence à l'appel-convocation programmée des donneurs afin de réguler le nombre des accès en évitant le contact rapproché avec un éventuel sujet atteint de Covid-19 asymptomatique.
- Adopter des mesures de triage préalables du donneur dès le contact téléphonique pour poser quelques questions concernant d'éventuelles pathologies en cours ou contacts récents à risque.
- Adopter un triage avec prise de température dans la phase d'accueil des donneurs, en suggérant la valeur de 37,5 °C de température corporelle comme paramètre de renvoi temporaire du donneur.
- Maintenir la distance interpersonnelle de sécurité supérieure à UN MÈTRE.

Mais comment aurais-je pu garantir la sécurité réciproque des opérateurs sanitaires et des donneurs à partir du moment où pour visiter un donneur, pour mesurer la pression, pour déterminer les valeurs d'hémoglobine, pour faire la phlébotomie pour la donation, les infirmiers et les médecins ne peuvent certainement pas maintenir la distance d'un mètre ? ! La réponse technique évidente fut d'adopter obligatoirement les masques pour les opérateurs sanitaires et les donneurs. L'ennui était qu'à l'époque trouver des masques s'avérait impossible et même les opérateurs sanitaires des services hospitaliers les plus à risque étaient très en difficulté ! J'écrivis au Bureau régional pour la Santé en soumettant ce problème et je souhaite reporter avec exactitude la réponse qui me fut donnée par l'autorité sanitaire :

Au regard des éléments ci-dessus et en absence de dispositions sans ambiguïté données par le niveau central, nous vous informons que la disponibilité régionale limitée ne permet pas, à ce jour, d'allouer les EPI aux donneurs volontaires de sang, afférents de facto à un cadre d'activités ambulatoires à faible risque.

N'aurait-il pas été plus correct d'admettre que l'Italie, pour des raisons diverses que j'évite de commenter, était dépourvue des EPI et qu'il aurait été opportun d'essayer de garantir quand même les donneurs et les opérateurs sanitaires avec des équipements fournis à travers l'emploi du volontariat plutôt que de nous définir comme un cadre d'activités ambulatoires à faible risque ?

Pendant ce temps les opérateurs commençaient à mourir, plus de 170 médecins jusqu'à présent, pour n'avoir pas été suffisamment protégés !

Avec moi tous les volontaires de l'Avis, présidents en tête, s'appliquèrent pour résoudre le problème des masques. Nous avons trouvé une entreprise productrice de combinaisons de travail, blouses, etc., qui accepta la consigne et s'engagea à nous fournir 100 masques en TNT par jour, données gratuitement aux donneurs et au personnel des unités de collecte tant administratif que volontaire pour pouvoir passer la barre du seuil imposé par l'autorité sanitaire elle-même qui nous niait les équipements ! Un donneur asymptomatique qui venait de donner s'avéra être positif au Covid, car peu de jours après, sa femme est devenue symptomatique et positive au tampon. Tous les opérateurs administratifs et sanitaires de l'UDR (Unité de collecte) AVIS ont été immédiatement soumis au tampon et aux tests sérologiques qui heureusement ont tous eu un résultat négatif ! Grâce aux masques artisanaux ? Peut-être ! Combien de fois avons-nous entendu dire que les difficultés peuvent être porteuses de grandes opportunités ? !

Eh bien ce virus bouleversant nous a obligés, sans discuter, à nous doter d'une nouvelle organisation, à laquelle les donneurs ont adhéré avec discipline, grand esprit de collaboration et de responsabilité. L'afflux des donneurs à l'intérieur des structures sanitaires et durant toutes les étapes du parcours de don a été géré de manière régulière et continue.

Quelles sont les principales retombées opérationnelles positives pour nos structures de collecte ?

TRIAGE : Un PRÉ-TRIAGE téléphonique scrupuleux qui bloquait la présentation auprès du point de collecte.

RÉSERVATION de toutes les donations en fonction des postes et des ressources humaines à disposition, surtout des médecins de sélection. Zéro attente veut dire pas de queue à la réception pour l'authentification, pas de queue chez le médecin de sélection, pas de queue pour occuper un fauteuil en salle de don, pas de queue pour occuper une tablette monoplace pour chaque donneur en salle de restauration !

EPI : Les équipements de protection individuelle ont été renforcés et étendus à tout le monde. Bien qu'actuellement ils soient facilement repérables sur le marché, l'association continue à s'en charger en les achetant et en les distribuant. Des barrières divisoires en plexiglas ont été placées au secrétariat, qui permettent le passage en dessous de document ou tablettes et les secrétaires, munies de masques et gants personnels, les ont fournis aux donneurs pendant l'acceptation en les invitant à les mettre. Le masque aux donneurs a été immédiatement considéré comme indispensable, malgré les perplexités initiales des autorités sanitaires. Les infirmiers et les médecins, qui portaient déjà d'ordinaire des masques, lunettes et gants, ont été munis de visières plus confortables que les lunettes. Des masques et gants ont été également donnés au personnel de restauration et de nettoyage.

Pour finir, des distributeurs de gel hygiénisant pour les mains ont été rendus disponibles dans chaque pièce de la UDR.

SANIFICATION : les procédures de sanification ont été renforcées, en prévoyant des interventions sur chaque poste de la salle de don après chaque procédure, des interventions journalières sur des séparateurs, lits pour bébés, balances, équipements, meubles, PC, claviers et interventions avec des entreprises externes tous les 15 jours.

RSPP : Le responsable du Service de protection et prévention des travailleurs a élaboré des tableaux d'évaluation des risques liés au SARS-COV 2, à travers des instructions et prescriptions aux travailleurs du Centre de collecte, y compris la mesure journalière de la température corporelle, avant de prendre service, usage correct des EPI, etc.

DPO : Le responsable de la vie privée (Data Protection Officer) a rédigé une nouvelle note pour les donneurs dans le but de les informer sur le nouveau traitement des données personnelles requises par l'AVIS en lien avec l'urgence Covid-19, y compris l'obligation de communiquer au bureau compétent la présence de maladies infectieuses dans la structure.

PDI (Post Donation Information) : Le CNS et donc le CRS ont imposé le recensement constant d'éventuelles communications de fièvres suspectes ou autres survenues dans la phase suivant la donation.

Dans un tel but, les donneurs ont été sensibilisés à communiquer rapidement tout problème de santé suivant la donation, comme fièvre toux, etc.

CONCLUSIONS

Il ne sera pas possible d'éliminer l'usage des masques à court terme ni d'abolir les autres procédures de protection, mais même lorsqu'un état d'apparente normalité pré-Covid sera retrouvé, je crois que nous ne serons pas disposés à modifier quoi que ce soit, car cette situation critique nous a appris qu'il était possible d'obtenir un niveau d'efficience et de sécurité plus élevé si tous contribuent avec bonne volonté à obtenir des effets positifs tant sur les donneurs que sur l'organisation globale.

MON VILLAGE AU TEMPS DE LA Covid-19

Loredana Marrazzo
MMG – Mesoraca (KR)

Mesoraca (KR), petite ville de 5 000 habitants de la Province de Crotone, se trouve sur une colline de la Piccola Sila (Petite Sile), entre deux torrents, Reazio et Vergari, pas très loin de la montagne et de la mer Ionienne. Dans ce petit village, j'effectue mon activité de travail, je suis médecin généraliste, c'est-à-dire celui qu'autrefois on appelait le médecin de famille et comme l'a été mon père. J'ai hérité de lui la passion pour la Médecine, l'envie d'être aux côtés des gens et le cabinet médical, au rez-de-chaussée, dans la maison familiale où je vis avec mes parents. Comme beaucoup de mes collègues, je me suis retrouvée prise au dépourvu, en ce début d'année bissextile, face à une maladie grave et inquiétante, la Covid-19 portée par le coronavirus, dont aucun de nous ne pouvait imaginer l'évolution, souvent funeste. L'une des rares certitudes de cette pandémie, compte tenu de la propagation rapide et omniprésente du virus responsable, a été donnée par le fait que dans le Sud de l'Italie on enregistrait peu de cas de contagion et des recours limités aux soins intensifs. Bien au contraire, dans le Nord, le virus circulait librement de manière agressive, obstruant les urgences et les soins intensifs des hôpitaux des grandes villes, au point de créer des problèmes dus au manque de lits.

En plus la contagion commençait à sévir et à faire des victimes même parmi le personnel de santé, médecins et infirmiers. En Calabre les carences sanitaires connues auraient sans doute provoqué une hécatombe, mais heureusement tous les cas de Covid-19, numériquement faibles comparés à ceux de la Lombardie, de l'Émilie-Romagne, du Piémont et de la Vénétie, ont été traités correctement avec pour résultat peu de décès et beaucoup de guérisons. Presque tous les cas d'infection venaient des « zones rouges » à cause du retour des Calabrais du Nord, surtout des étudiants qui faisaient leurs études dans les villes les plus touchées par le coronavirus. Suite à une réunion informelle avec les collègues du village, au cours de laquelle nous avons exprimé nos craintes, il a été souligné de manière unanime à quel point il était important de nous protéger avec les EPI et de faire très attention aux premiers symptômes des patients pour éviter de faire partie du nombre de médecins, de manière prévalente généralistes, décédés à cause de la contagion. D'autres réunions ont suivi avec les autorités locales et de la province, auxquelles ont participé la CRI (Croix-Rouge italienne) et la Protection civile. Une fois commencé le confinement, le maire du village a prononcé, dans le sillage des lignes directrices ministérielles, une série de mesures pour obliger les gens à ne pas sortir de chez eux, à part pour aller en pharmacie ou se rendre au supermarché. Pour veiller à ce que les règles soient respectées, on avait demandé la participation des carabiniers (*carabinieri*), avec des agents postés aux entrées et aux sorties du village, qui contrôlaient et bloquaient les citoyens qui sortaient de chez eux sans un motif valable.

Je ne peux pas nier avoir été troublée et préoccupée par cette calamité, surtout en l'absence de lignes directrices pour les diagnostics et de thérapies ciblées, dès le début.

Je comprenais bien qu'il valait mieux garder à la maison les patients avec de la fièvre et des premiers symptômes respiratoires, même légers, mais l'absence de médicaments spécifiques, à utiliser immédiatement pour stopper l'évolution du cadre clinique et accélérer la guérison, ne me tranquillisait guère. Dans une situation pareille, je suis restée très proche téléphoniquement de mes patients, surtout de ceux avec quelques symptômes suspects, mais heureusement il n'y a pas eu de personnes contaminées.

Pour les thérapies répétées intervenaient les employés de la protection civile auxquels on donnait les recettes, qu'ils apportaient en pharmacie. Ils retiraient les médicaments et les apportaient aux personnes concernées.

De leur côté, les patients étaient satisfaits du service et, considérant les circonstances, ils acceptaient de bon gré ce mode de soins/service, conscients du caractère transitoire de cette période critique, dans l'espoir que tout serait revenu à la normale dès que possible.

D'autre part je me sentais très responsable de ma famille et l'idée que j'aurai pu être celle qui amènerait à la maison ce maudit virus, en exposant mes proches à la contamination, même s'ils étaient restés tous à la maison en isolement me terrorisait.

En Calabre, terre riche en oliviers, vignes, châtaigniers et autres dons de la nature, nous avons peu de structures sanitaires équipées pour affronter n'importe quelle maladie – figurez-vous, pour faire face à un virus d'une telle ampleur mondiale ! Toutefois, a été mis en avant le bon sens, en respectant rigoureusement le confinement et l'isolement des membres de la famille qui revenaient du Nord.

Les *news* quotidiens concernant les infections, les personnes hospitalisées et les décès comptaient la Calabre parmi les régions « vertueuses » ou avec la chance d'avoir moins de contaminations et de décès, pour cette raison au village nous avons vécu le confinement avec une certaine tranquillité.

Je me dois de remercier mes concitoyens pour le sens de la responsabilité et les comportements corrects dont ils ont fait preuve en respectant les décrets du gouvernement et les ordonnances régionales.

Encore aujourd'hui, sans EPI, insuffisamment fournis par la Région, nous, médecins généralistes de ce petit centre habité calabrais, nous sommes munis de masques, gants, visières et tant d'autres choses afin de pouvoir être présents chaque matin dans notre cabinet, proches des besoins des patients et de leurs familles.

Pour tout dire, en réalité, nous médecins du Sud avons eu beaucoup plus de chance que nos collègues du Nord, lesquels pour pouvoir être aux côtés de leurs assistés et les visiter sans équipement protectif, au début de la pandémie, ont sacrifié leur vie, contaminés par leurs patients. C'est mon travail, parfois risqué comme dans ces circonstances, mais toujours riche en nombreuses satisfactions.

ÊTRE MÉDECIN AU TEMPS DU Covid-19

Francesco Gaeta
Urologie et andrologie – Milano

Je suis médecin et j'ai la vie de mes patients entre les mains, donc si une procédure ne m'est pas claire, je ne dois pas, je ne peux pas et je ne veux même pas m'y adapter.

Pendant que les Italiens sont en grande difficulté économique à cause de la longue inaction du système productif national due au confinement, le gouvernement et les dirigeants, mais non seulement eux, donnent l'impression d'être encore loin d'avoir réalisé pleinement ce qui est arrivé depuis janvier. Le virus a mis nos dirigeants en condition d'être inamovibles malgré leur incompétence évidente, au point que pendant la pandémie ils n'ont pu fournir aucun service efficace et rapide.

Et la raison de cette inamovibilité est simple : en général on ne change pas le cheval dans une situation d'urgence et, pardonnez-moi la malice, je crois que le prolongement jusqu'en décembre de l'état d'urgence annoncé par le gouvernement va exactement dans cette direction. La politique politicienne, soyons sérieux, se combine mal avec la mission du médecin, mais le prix élevé que notre profession a dû payer pendant les jours sombres de la pandémie à cause des omissions, des erreurs et des retards des dirigeants, nous impose d'être clairs, nous le devons aux 172 collègues qui se sont sacrifiés, souvent à mains nues, au front en faisant leur devoir comme de valeureux soldats.

Je crois, donc, que pour eux vaut la devise de notre Santé militaire : *« Fratribus ut vitam servares. »*

Il faut rappeler préalablement qu'en janvier dernier, le gouvernement est passé dans l'espace d'une semaine d'une sous-évaluation totale du danger de l'infection venant de Chine (pour des raisons stupidement idéologiques) au confinement total : c'est comme si après avoir accordé le congé à ses troupes, un général se retrouvait à devoir organiser, dans l'espace d'une heure, la défense d'un Pays de soixante millions d'habitants contre une attaque externe ! Une partie de la faute de cette sous-évaluation est à attribuer, selon moi, surtout au Premier ministre Conte qui encore le 31 janvier dernier nous disait que tout était sous contrôle et en ordre :

> *Il n'y a aucun motif de panique et d'alarme sociale, des mesures de précaution strictes ont déjà été prises et nous continuerons de le faire avec la plus grande dépense d'énergie pour assurer la protection de tous les citoyens.*

Malheureusement, un des principaux leaders de la majorité qui soutient encore Conte s'en serait donné à cœur joie le 26 février suivant en organisant des apéritifs anti-panique sur les Navigli milanais. À propos d'efficacité et de tempestivité du gouvernement il suffit de se rappeler du supplice des masques, introuvables au moment critique de la pandémie, malgré la mise en place d'un commissaire *ad hoc*.

À cette vision opérationnelle déjà peu limpide d'un gouvernement qui renonçait à son rôle décisif, s'est ajoutée une pléthore de scientifiques et virologues qui, pour être franc, fréquentent plus les plateaux télévisés que leurs laboratoires et parmi lesquels on n'en trouve pas un seul qui soit d'accord avec les autres. En effet si les citoyens effrayés veulent entrer en confusion à l'égard d'une maladie qu'ils connaissent déjà peu par manque d'une littérature établie, il leur suffit d'écouter ces nouvelles stars de la télé et ainsi ils n'arriveront jamais à comprendre si on a besoin des tampons faits avant, de ceux pour voir les anticorps après, ou si le vaccin, quand il arrivera, pourrait ne pas être efficace contre toutes les variantes ou même dépassé par le cours de l'épidémie. Ça ne va pas mieux si le citoyen ignare s'aventure dans la complexe compréhension des recommandations de l'OMS, qui parvient à créer désordre, chaos et inquiétudes plus que les autres… et on parle d'une organisation de l'ONU ! Et que l'OMS n'ait pas fait une seule chose juste, pas une seule, le professeur Andrea Crisanti, directeur du Département de médecine moléculaire et du Laboratoire de virologie et microbiologie de l'université de Padoue l'a expliqué avec une clarté rare :

> *Dans cette pandémie, l'OMS a commis toutes les erreurs possibles, car elle s'est complètement appuyée sur les données de la Chine qui est un Pays où la transparence n'est pas une valeur. Mais surtout j'aimerais savoir ce que les experts de l'OMS ont analysé et inspecté lorsqu'ils se sont rendus en Chine. Je pense que ce sera l'une des questions auxquelles l'OMS sera amenée à répondre.*
>
> *Je suis donc d'accord avec ceux qui pensent que la position de l'OMS a pu être influencée par des considérations géopolitiques plutôt que par des intérêts mondiaux de santé publique.*

Hélas cette épidémie de Covid-19, qui a mis le système sanitaire global dans son ensemble à dure épreuve, m'a vu concerné en tant que médecin, patient et chef de famille dans un moment de grande difficulté professionnelle et personnelle. En effet, œuvrant auprès d'une structure sanitaire publique de Milan, le 25 mars dernier, le jour de mon anniversaire (sic !), on m'a fait le tampon et 24 heures après j'ai appris la sentence : j'étais positif asymptomatique ! J'ai tout de suite été mis en quarantaine auprès de la même structure sanitaire en laissant seuls à la maison, à Busto Arsizio, ma famille, parmi lesquels ma belle-mère, une personne de 89 ans, déjà en thérapie d'oxygène pour emphysème et bronchopneumonie chro-chronique obstructive et pour finir malade de cœur traitée avec l'Apixaban-Eliquis. Et bien, tandis que j'étais sujet à l'impossibilité de pouvoir me déplacer, le soir du 30 mars, ma belle-mère a commencé à avoir des symptômes neurologiques qui semblèrent ceux d'un AVC à ma femme, raison pour laquelle, effrayée, elle contacta le numéro des urgences. L'ambulance arriva une paire d'heures après minuit et le diagnostic du médecin fut celui de « vraisemblable » AVC, en précisant qu'il ne pouvait rien faire de plus que ce que la vieille dame faisait déjà en assumant l'Eliquis, et il a ajouté ensuite que, vu l'urgence virale en acte, la patiente pouvait rester chez elle. Mais la situation ne s'est pas améliorée et, le matin suivant, ma femme a été contrainte de rappeler le numéro d'urgence. Une deuxième ambulance est arrivée, a constaté la situation, et s'est occupée du transport de ma belle-mère auprès de l'hôpital de Legnano, désigné par la Région Lombardie comme HUB pour les problèmes liés aux AVC.

Sur les lieux, une fois faits les examens appropriés, on découvrit que, en réalité, ma belle-mère n'avait pas eu d'AVC, mais seulement une hyposodiémie liée au Covid-19, raison pour laquelle elle fut hospitalisée en isolement et, une fois rééquilibrés les niveaux de sodium, elle fut soumise à la quarantaine prévue en hôpital. À la fin du séjour, elle effectua le deuxième tampon, qui eut de nouveau un résultat positif, donc elle dut effectuer une autre semaine d'isolement.

Une fois terminée l'autre semaine de quarantaine, ma belle-mère effectua les deux tampons de routine (et nous en sommes à quatre tampons au total !) qui donnèrent enfin un résultat négatif et, donc, la vieille dame put revenir en famille : tout cela tandis que moi – également en quarantaine – j'essayais de me rendre utile, de faire le médecin par téléphone. Mais l'épopée de l'ancienne de la famille n'était pas encore achevée. En effet au début de juin la Fondation des personnes âgées de Lonate Pozzolo, où ma belle-mère bénéficiait du service diurne avant l'urgence, nous rappela pour la réouverture du service, mais demanda d'effectuer l'examen sérologique, bien que ma femme les ait informés de l'hospitalisation de sa mère et des résultats des tampons effectués. En outre, durant le séjour hospitalier de ma belle-mère à Legnano, un agent de la Police municipale était venu à la maison pour vérifier où était ma belle-mère qui à ce moment-là était encore à l'hôpital. Le fonctionnaire avait en main une liste de la Préfecture de Varese reportant les positifs au Covid-19 à vérifier.

Mais le fait que moi-même, qui à ce moment-là – nous étions mi-avril – étais chez moi, car démis de l'hôpital, après un séjour ordinaire de quinze jours, avec un tampon à l'entrée et deux tampons négatifs avant la démission, étais inclus dans cette liste démontrait à quel point cette liste était détachée de la réalité. Au point que l'agent sursauta et il n'arrivait pas à y croire quand je lui ai dit que dans cette liste j'aurais dû y être moi aussi. Puis il vérifia, et en effet j'y étais, tandis que les autres membres du foyer familial étaient pratiquement inconnus au système sanitaire. Quant à ma belle-mère, la Fondation des personnes âgées, avec une tempestivité et rapidité certainement digne d'une cause plus noble, nous a fourni les directives de l'ATS de Varese auxquelles devait se tenir chacun de leurs patients. Ces directives, en bonne substance, affirmaient que si ma belle-mère avait été positive au test sérologique pour les IgG – et que pouvaient-ils s'attendre d'une personne qui avait contracté l'infection ! – un seul examen effectué et en plus dans un laboratoire conventionné pour compte de l'ATS de Varese, elle devait ensuite se mettre en quarantaine… à une distance de plus de deux mois de la fin de l'hospitalisation pour la même infection et sans aucun symptôme ! Peut-être pour attendre le tampon nasopharyngé, dans ce cas le cinquième, et pour démontrer quoi ? Évidemment, les IgG furent positives et avec une valeur élevée, tout comme le tampon qui fut négatif. Sur la quarantaine à laquelle ma belle-mère aurait dû se soumettre dans ces jours dramatiques, je préfère passer en survol, car il s'agissait d'un moment très difficile pour tout le monde, spécialement pour les structures sanitaires et para-sanitaires qui, d'un jour à l'autre, ont dû travailler avec des règles et des protocoles qui sont arrivés après le début de l'urgence, et pas avant comme il aurait été souhaitable, cela à cause de la prise de position idéologique assumée par le gouvernement et dont nous avons parlé brièvement avant. Exclusivement pour donner une ultérieure contribution à la clarté, je rapporte également ce qui m'est arrivé en l'espèce, dans le bizarre contexte du patient, en considérant comme indiquée la phrase du médecin anglais James Paget : « On ne peut être un bon médecin si l'on n'a jamais été un patient. »

Après le parcours du combattant de l'hospitalisation préventive auprès de l'hôpital milanais où je travaille, j'ai effectué les deux tampons négatifs à la fin du délai spécifique ainsi qu'une paire d'examens sérologiques. En juin l'ASST-Nord de Milano, où je travaille également comme urologue d'ambulatoire, m'a offert la possibilité d'effectuer un test sérologique de screening, auquel j'ai adhéré surtout pour avoir une certification du résultat et pour vérifier si le niveau d'anticorps était resté le même que l'initial.

Et bien, vous n'y croirez pas, mais une fois effectué le test, une infirmière m'a dit que j'aurais dû, selon les dispositions en vigueur, effectuer le tampon… et heureusement qu'elle ne me somma pas de me mettre également en quarantaine préventive ! Évidemment je n'ai rien fait de tout cela et, heureusement, après trois semaines m'est parvenu le courriel du médecin compétent qui m'informait que la question était close et que je ne devais rien faire d'autre. Quelle chance !

Cependant, mes perplexités concernant l'inhomogénéité des protocoles et la confusion engendrée par des dispositions antinomiques et chaotiques comme précisé en introduction, par la nébulosité des protocoles et par ceux qui ont dû les élaborer à la va-vite, sans connaître la situation sur le terrain qui évoluait plus vite que leur réflexion sur la Covid-19 qui, et il est juste de le préciser, n'était pas étayée par une littérature adéquate. Malgré cela, une fois sortis de l'émergence contraignante, je dois dire que la directive sur les sérologiques laisse en moi, ainsi qu'en nombre de collègues interrogés, pas mal de perplexités. Oui, parce que, d'ordinaire, suite à l'exposition à un agent viral, notre système immunitaire produit des anticorps appelés immunoglobulines M/IgM et immunoglobulines G/IgG, qui visent les protéines de l'enveloppe virale. À cet égard, les maîtres de la médecine nous ont appris que les anticorps IgM sont produits dans la phase initiale de l'infection et fournissent une protection à court terme : elles sont la manifestation de la première réponse de notre système immunitaire, elles n'apparaissent normalement pas avant cinq jours après que le virus a été contracté et elles tendent à devenir négatives à quelques semaines de la fin de la maladie. Les anticorps IgG sont produits, au contraire, dans un deuxième temps, après environ vingt jours suivant les symptômes de la première infection, et généralement ils sont responsables de la protection à long terme. Alors je me demande quelle peut être la raison de refaire un tampon à une personne avec un diagnostic établi d'infection de Covid-19 où les IgG sont positives : quel est le sens de faire une sérologie de screening en ne recherchant que les IgG et non les IgM, qui pourraient nous donner plus d'informations sur un éventuel doute d'infection en cours ? Un examen spécifique et fiable à 100 % pour le coronavirus n'existe pas, mais cela n'excuse pas ceux qui cachent cette amère vérité, par opportunisme ou pour soutenir une thèse, parce que dans les deux cas il n'y a que préjudice pour les malades et discrédit sur la médecine, comme nous le rappelle le bon Marcel Proust : « De sorte que croire à la médecine serait la suprême folie, si n'y pas croire n'en était pas une plus grande, car de cet amoncellement d'erreurs se sont dégagées à la longue quelques vérités ». Le tampon nasopharyngé, en effet, nous donne l'indication de la charge virale présente au moment où il est effectué, mais, même dans ce cas, on a examiné des faux positifs dus à des probables contaminations ou des résultats « faiblement positifs » qui ont créé quelques problèmes aux médecins. La sérologie, analyse des IgM et/ou IgG par prélèvement veineux, est un test quantitatif qui analyse la valeur de ces anticorps extraits d'un prélèvement sanguin. Le problème de cet examen est qu'il ne nous dit pas directement quelle est la charge virale au moment du test, outre le fait que peuvent s'ouvrir des fenêtres temporelles pendant le décours de la maladie dans lesquelles le résultat du test pourrait ne pas être décisif. Le troisième test actuellement en vigueur est celui, rapide, avec une goutte de sang obtenue de la piqûre d'un doigt, qui est un test qualitatif, c'est-à-dire qu'il nous révèle seulement s'il y a des IgM et des IgG, mais pas leurs valeurs. C'est le test adopté par certaines Régions comme la Campanie, en tant que screening de masse à bas prix.

Quels que soient les intérêts derrière le souk des tests il ne revient pas au médecin d'enquêter et, toutefois, je prétends comprendre l'architecture des choix qui me voient concerné en première personne tant comme citoyen que comme prêteur de services sanitaires. Une stratégie désordonnée de diagnostics et de screening, encore plus si nous n'avons pas une fiabilité à 100 % des tests, provoque seulement des incertitudes et des doutes qui, à la fin, vont rendre vains tous les efforts mis en œuvre pour pouvoir affronter et contenir une maladie épidémique.

Toutefois je veux terminer cette courte et certainement imparfaite analyse des méthodes et des moyens mis en place pour affronter une épidémie catastrophique avec la leçon qu'elle a su me donner et qui, je pense, devrait nous induire, nous les médecins, à réfléchir profondément sur une conviction qui pendant ces mois a montré son évanescence : la médecine déshumanisée faite d'opérateurs super professionnels et de techniciens raffinés, qui ont accordé trop de confiance aux nouvelles technologies en pensant qu'avec leur aide on aurait pu faire toujours mieux en matière de diagnostic et thérapie, en négligeant l'homme, le patient, et surtout en surestimant l'invincibilité de la science.

Mais il a suffi qu'un Chinois de Wuhan consomme une chauve-souris grillée (là-bas il s'agit d'une spécialité gourmande) pour nous plonger tous dans les jours de la peste racontée par Manzoni.

L'HISTOIRE DU Covid-19 ET DES SŒURS DU BARBARA MELZI « UN COUVENT RSA »

Renata Vaiani
Spécialiste en médecine interne – Tradate (VA)

Voix narrante : Docteur Renata Vaiani, spécialiste en médecine interne, directeur sanitaire de MeD House société médico/infirmière créditée sur le territoire de la province de Varese. Introduction : Je voudrais raconter aujourd'hui une histoire, celle des 23 sœurs canossiennes de l'Institut « Barbara Melzi » de Tradate (Varese) qui commence en avril 2020, en pleine « attaque Covid ». Nous vivons dans une société où règne l'âgisme, le manque de considération pour les « vieux », lesquels, loin d'être considérés comme « sages », sont émarginés, considérés comme inutiles pour la communauté et pour la société productive. Nous vivons dans une société impitoyable qui offre des modèles de jeunesse éternelle et dans laquelle être « vieux » est presque vu comme une faute. Nous vivons dans une société qui refuse la mort, dans son « délire » d'éternelle jeunesse, où les vieux n'ont plus leur place. Le mot « vieux », que je trouve merveilleux, est interdit dans cette société, et doit être remplacé par le terme anonyme « personne âgée » et on ne doit pas paraître « vieux » si l'on veut participer à la vie du monde, en poussant ceux qui ont déjà un certain âge à des restaurations ridicules pour se sentir encore vivants et acceptés. Improductif, donc inutile, fragile, donc un poids pour ceux qui doivent produire et, pour beaucoup, le destin est la RSA, c'est-à-dire la maison de repos, qui même très belle, ne sera jamais perçue comme chez soi. Même pour les bonnes sœurs, quand elles ne sont plus actives et utiles, vaut la même règle d'être placées en

RSA. Avoir renoncé à la famille dans la jeunesse ferait de toi une vieille esseulée, mais au lieu de cela tu es placée dans un couvent où, au moins, tu n'es pas seule.

Le coronavirus frappe, comme nous le savons désormais, les personnes âgées, les plus faibles, et les attaque farouchement, comme s'ils étaient des soldats en première ligne dans la guerre que le monde est en train de mener contre un ennemi invisible et très puissant.

LA PREMIÈRE HISTOIRE

Le « Barbara Melzi » est un couvent de bonnes sœurs, autrefois riche en vocations avec des sœurs vouées, non pas à la clausure, mais à la formation des jeunes. Depuis quelques années il abrite 23 religieuses presque toutes ultra-octogénaires qui, pour l'assistance, peuvent compter, outre du personnel propre non qualifié, également sur deux consœurs infirmières. Le coronavirus est apparu en couvent et deux consœurs ont été hospitalisées avec des symptômes Covid, l'insuffisance respiratoire sévère les amène toutes les deux au décès, mais une des consœurs, qui avait déjà une maladie cardiaque, est morte avant. Aucun tampon n'a été fait aux sœurs restées en communauté. Pendant ce temps, même la mère supérieure est tombée malade, elle aussi infectée, elle a été hospitalisée et elle restera à l'hôpital pendant environ un mois.

Les sœurs restent seules aussi parce que le personnel ne se présente pas au travail en envoyant un certificat d'arrêt maladie.

Heureusement, une des religieuses de la structure a téléphoné aux services sociaux pour demander une intervention, comme s'il s'agissait d'un contrôle de routine, c'est-à-dire d'un prélèvement pour évaluer la thérapie anticoagulante. L'assistant social s'est adressé à moi, sachant que je travaillais avec MeD House, société médicale et infirmière, créditée, qui œuvre dans le cadre des Soins palliatifs à domicile dans le territoire de l'Insubria, dans le but de planifier les délais techniques pour effectuer le prélèvement. Dès la prise de contact téléphonique, on a compris, toutefois, qu'il pouvait s'agir d'un cluster Covid-19, parce que les symptômes décrits correspondaient à une infection de coronavirus, donc il ne s'agissait pas d'effectuer un simple prélèvement pour un problème cardiaque de routine.

La situation demandait un complexe réseau sanitaire, social et de solidarité à l'égard d'un groupe de personnes âgées, seules et malades. Comme société créditée pour les soins à domicile, se réservant de décider si accepter ou pas dans un moment où trouver médecins et infirmiers était une mission quasiment impossible.

LA DEUXIÈME HISTOIRE

Après un état des lieux suite auquel nous avons trouvé 13 sœurs en infirmerie en conditions pitoyables (aussi parce que la sœur infirmière était fiévreuse et ne dormait pas depuis 48 heures), il n'était pas humainement possible de ne pas accepter d'intervenir, et rapidement en plus. Pendant ce temps les 10 autres sœurs, non symptomatiques, ultra-octogénaires, étaient à la merci d'elles-mêmes, sans pouvoir cuisiner, laver le linge et sans services hygiéniques.

Il était nécessaire d'activer un véritable réseau de soutien pour ces sœurs âgées, enfermées dans leur couvent, en accord avec la volonté d'agir sans idées préconçues ou divergences d'opinions ou de couleur politique. La situation touchait les consciences, une question de droit, de solidarité, « d'amour pour ceux

qui souffrent », de devoir professionnel, de devoir moral, d'éthique professionnelle.

Et le réseau a été rapidement mis en place, un réseau où chacun a fait avec simplicité « sa part » : le maire Giuseppe Bascialla, la coordinatrice des assistants sociaux, Mariella Luciani, le médecin de base, dott.sse Silvia Di Giovanni, la société MeD House avec Monica Baratelli, comme infirmière case manager, le médecin spécialiste en médecine interne de la société, dott.ssa Renata Vaiani, la voix narrante de cette histoire, trois ASA de la société, la section locale de la Croix-Rouge et le Comité Insubria de CRI, qui a fourni tous les EP nécessaires, la Protection civile qui a distribué les repas, la RSA Fondazione Velini, qui a fourni les repas.

Et alors, avec cette grande et sincère coopération, allons-y pour l'assistance !

On a pris la décision de ne pas hospitaliser, mais de traiter les « bonnes sœurs » sur place, même avec des symptômes graves, **une décision qui s'est révélée gagnante.**

Nous avons évité d'un côté des hospitalisations sûrement dangereuses et, de l'autre, grâce à la coordination étroite avec les services sociaux de Tradate, nous avons réussi à résoudre les problèmes avec tempestivité, nous avons également empêché qu'à la liste de personnes âgées décédées dans les maisons de repos s'ajoutent également les noms des sœurs canossiennes de Tradate.

Quelles ont été les interventions sanitaires :

Quarantaine pour tout le couvent.

2 ASA/OSS (aide socio-sanitaire et opérateur socio-sanitaire) présents pendant trois tours, infirmière présente pendant 6 heures par jour et ajout de la sœur infirmière comme appui. Isolement strict en « infirmerie » : cette « fermeture » d'une partie du couvent organisé comme lieu d'hospitalisation pour les bonnes sœurs a été un point cri-

tique, car les sœurs avaient l'habitude d'entrer et de sortir de l'infirmerie et beaucoup de sœurs âgées ne comprenaient pas l'importance de ne pas passer d'une pièce à l'autre. Désinfection et introduction des désinfectants pour le lavage des mains et la sanification des surfaces. Séparation du parcours sale-propre.

Éducation à l'usage des EPI : cette partie s'est révélée difficile, car les sœurs âgées n'étaient pas toujours capables de respecter les recommandations. Thérapie aux sœurs asymptomatiques avec protocole : Plaquenil, Azithromycine, Héparine à dosage élevé ou usage d'oxygène à haut débit et corticostéroïdes selon évaluation médicale. Contrôle des pathologies différentes du Covid-19 chez les sujets âgés avec plusieurs maladies. Formation du personnel des RSA, avant la rentrée en service, suite à la maladie, et restauration de la structure de couvent RSA Covid free.

CONCLUSION

Tout est allé pour le mieux et aujourd'hui la vie du couvent a repris avec sérénité et tous les tampons sont négatifs, il n'y a plus eu de décès.

L'histoire se termine sur la considération que l'Institut Barbara Melzi ne restera pas dans les mémoires comme un lazaret grâce à l'organisation et à la participation conjointe des nombreux acteurs qui ont bien coopéré au cours des diverses interventions.

Il y a aussi une morale : en guerre, l'homme révèle la capacité d'être solidaire et de risquer pour les autres avec courage, d'exprimer le meilleur de lui-même, mais, comme dans chaque armée, dans l'armée « de l'humanité » il y a également les déserteurs, les couards, les lâches.

On ne peut pas changer le monde, mais la solidarité et le courage de beaucoup de personnes nous font entrevoir de meilleurs horizons.

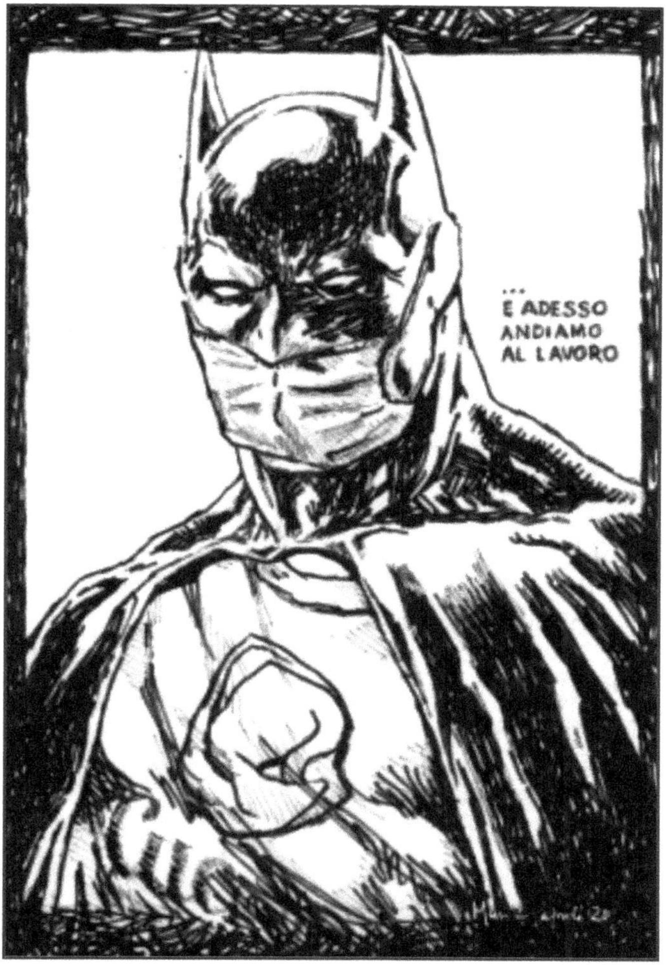

« ...et maintenant on va travailler »

ERMANNO MARCO MARI

PROJET MICHEL-ANGE, UNE DES RÉPONSES MILANAISES AU Covid-19

Luigi Regalia
Project Manager auprès de Progres Cooperativa *Sociale*
Università degli Studi dell'Insubria – Milano

« Que faites-vous, Regalia ? »... « Je dors docteur, il est huit heures et demie, dimanche matin » ...

Voilà, ceci est le début de mon expérience comme gestionnaire de la partie logistique et de soutien du Projet Michel-Ange : un réveil soudain de la part de la dirigeante communale, peu avant que le maire de Milan, Beppe Sala, le 22 mars, ne raconte sur Facebook que la mairie avait l'intention d'utiliser l'hôtel pour la gestion des quarantaines et autres... Après cette introduction, j'essaye d'aligner, pour ceux qui voudront lire ces quelques pages, les données nécessaires à la compréhension du projet. D'une hypothèse suggestive, il est devenu un cas d'étude relatif à la gestion des quarantaines, le premier hôtel-Covid destiné à accueillir et à isoler les patients cliniquement guéris, mais toujours positifs, peu symptomatiques et symptomatiques ayant des problèmes d'isolement à domicile.

La structure a assuré sa fonction d'accueil du 30 mars au 10 juillet pendant 103 jours calendaires et pendant plus de 12 000 jours d'hospitalisation. Une synergie positive entre la mairie de Milan et la préfecture qui ont compris la valeur et l'utilité de l'isolement fiduciaire comme arme pour limiter la diffusion des infections en famille et en communauté, a conduit à évaluer l'hôtel Michel-Ange, à 100 mètres de la Gare Centrale avec 17 étages et 280 pièces disponibles, comme solution idéale à adopter. Tout cela pour éviter le lourd fardeau de fragilité sociale et de logement typique de la métropole : appartements sur-surpeuplés, communautés pour sans-abri, dortoirs communaux et casernes.

Pour la composante sanitaire, les structures organisationnelles concernées étaient deux : l'Agence de protection de la santé – ATS Milan et l'Entreprise socio sanitaire territoriale – ASST Milan Nord. L'Agence de protection de la santé s'est occupée du soutien sanitaire journalier par le biais des MVI (Médecins volontaires italiens) dans un premier temps et ensuite avec les USCA (Unités spéciales d'assistance continue), du soutien psychologique, de la gestion des tampons et du parcours de vérification et de démission. La deuxième, ASST Milan Nord, s'est chargée de la surveillance sanitaire selon procédure Covid (détection de la température et de la saturation, principales évaluations cliniques et conditions générales deux fois par jour) en utilisant le personnel de santé des hôpitaux, cliniques et autres centres de santé fermés pendant la période d'urgence. Tout ce qui a été exposé ci-dessus devait être coordonné au niveau administratif et soutenu au niveau logistique par une organisation qui travaillait déjà avec la municipalité. Considérant le caractère d'urgence et l'impossibilité de recourir à des procédures légales, comme des concours et appels d'offres, la mairie de Milan, ayant déjà à son actif une convention pour la gestion de deux RSA en zone Corvetto avec la coopérative Proges, a confié à cette dernière la gestion du « Projet Michel-Ange ».

Moi-même et la coopérative pour laquelle je travaille depuis déjà 14 ans comme directeur des Résidences sanitaires d'assistance – RSA avant, et comme coordinateur pour la Section Lombardie par la suite, avons accepté la tâche avec beaucoup d'enthousiasme et d'inquiétude teintée de respect. Dans la semaine du 23 mars, alors que la courbe de contagion monte de manière effrayante et que les hôpitaux s'effondrent dé-désormais, nous avons pris des mesures pour élaborer un projet de gestion aussi complet que possible et une estimation économique équilibrée, ce qui permettrait à notre collègue Andrea Casiraghi et au soussigné, impliqué temporairement dans un chantier complexe pour la construction d'une nouvelle structure sociale et sanitaire, de tenter de nous essayer au nouveau rôle de co-gérant d'un projet totalement expérimental. L'échec n'étant pas une option à prendre en considération, nous avons travaillé dur pour arriver à la première inspection le vendredi 27 mars dans des hôtels bien organisés. Samedi et dimanche, nous avons retourné la salle, récupéré des matériaux ici et là et avec le soutien d'ATS, nous avons mis en place des itinéraires sales/propres. Avec la collaboration d'une société intérimaire, nous avons également créé une équipe d'opérateurs sans professionnels de santé, mais bien motivés. Le lundi 30 mars, nous étions prêts à partir. Voilà l'invasion de journalistes qui dès le matin voulaient connaître les détails, voir les chambres de l'hôtel, comprendre le projet dans ses détails économiques, etc.

Maintenant, quatre mois plus tard, nous pouvons regarder ces services de manière détachée et calme, mais ce baptême des projecteurs nous a placés dans une nouvelle dimension que nous n'avions pas envisagée : non seulement essayer de réaliser le nouveau projet, mais pouvoir le raconter à un public transversal, dans un moment de communication chaotique et redondante, en restant serein et en rassurant ceux qui nous écoutaient, nous voyaient ou lisaient. Ce même lundi, les fours pour réchauffer les repas sont également arrivés : en effet, Milano Restauration fournissait chaque jour des portions individuelles dans une chaîne du froid. Nous avons également créé et mis à disposition des clients des kits de nettoyage autonome des chambres. Des exemplaires du règlement ont été imprimés et distribués et le soir, les véhicules médicaux de la police sont arrivés et ont amené les 19 premiers clients à l'entrée de l'hôtel, y compris des agents et des agents de diverses forces de l'ordre, qui ne pouvaient pas gérer un isolement adéquat dans la caserne. Le projet est immédiatement entré dans sa phase opérationnelle. Le système de triage que nous avons mis en place à plusieurs mains était très simple, mais fonctionnel, dans le respect des règles générales d'utilisation des EPI, du distanciement social, des chemins sales/propres. Les opérateurs ASST ont accueilli les clients arrivant avec un transport médical et ont vérifié les noms sur le portail PRIAMO, car à cette époque à Milan, l'hôtel Michelangelo était effectivement devenu une unité d'offre sociale et de santé. Aux hôtes, invités à la sanification des mains, on prenait la température et la saturation.

Le contrôle, réitéré deux fois par jour, a été pour eux le moment majeur d'interaction sociale. En collaboration avec la réception, une fois l'hôte accepté et la chambre assignée, on lui donnait le kit hygiénique et il était mis au courant des règles peu nombreuses, mais claires, ensuite il était accompagné à l'étage… mais la clé de la chambre restait avec nous ! Le lendemain, les opérateurs ATS prenaient en charge la santé de l'hôte en vérifiant les tableaux créés par les passages des opérateurs ASST, pour l'administration de thérapies chroniques ou extemporanées et en même temps la programmation des tampons commençait, en vérifiant le résultat négatif pendant au moins 14 jours. Je ne vous ennuie pas avec des graphiques et des histogrammes, mais fournir quelques données peut être utile pour mieux comprendre le contexte : 515 invités ont été accueillis (68 % d'hommes), d'âge variable entre 2 mois (je confirme, des mois, positifs lui et la mère…) et

81 ans, avec une moyenne d'âge de 42 ans, 51 % envoyés par les hôpitaux de la métropole, 24 % par les différentes communes de la ville impliquées dans la prise en charge des fragilités et 15 % appartenant aux forces de l'ordre. Les restants venaient directement de chez eux, car ils ne pouvaient pas garantir l'isolement fiduciaire en raison de l'espace limité. La durée du séjour mérite une note particulière : seuls 24 % des clients ont parfaitement respecté le délai de deux semaines, plus le temps de réponse au tampon. La moyenne relevée de 28 jours de permanence fait comprendre comment beaucoup d'hôtes ont passé auprès du Michelangelo au moins un mois, certains un mois et demi, quelques-uns deux mois, deux hôtes plus de deux mois.

Clairement, nous utilisions nous aussi le code numérique pour identifier l'hôte tant pour la livraison du repas avec ou sans régime particulier, que pour le contrôle des paramètres, car le téléphone de la chambre était l'instrument de communication le plus efficace. Le 1710 correspond à la sœur qui un dimanche m'a demandé de sortir pour aller au Dôme, puisqu'elle ne le voyait pas de sa fenêtre, mais surtout elle ne voyait pas la petite Madone, à qui elle pouvait adresser sa prière particulière. Elle a été immédiatement accueillie par moi et accompagnée dans les escaliers de secours à 60 mètres au-dessus du sol, d'où elle pouvait clairement voir le profil du Dôme et surtout sa petite Madone qui la rendait si heureuse. Je porterai toujours ce moment émouvant avec moi. Au 352, répondait Said, qui fumait, mais seulement près de la fenêtre, de sorte que le détecteur de fumée ne signale pas l'alarme ; 402 Domenico, allergique ou intolérant ou qui n'aimait pas le poisson, « tu le sais »… Pendant la période du Ramadan, nous avons identifié la direction de La Mecque pour les hôtes musulmans, pour leur permettre de respecter les moments de prière. Le projet s'est également enrichi de quelques jours de momoments musicaux, non seulement pour les invités qui pouvaient profiter d'une agréable pause musicale depuis les fenêtres, mais aussi pour toutes les personnes qui servaient avec dévouement. Puis à Pâques un assesseur a amené des colombes pour tous... Derrière ces chiffres il y a toutefois des personnes, chacune avec son vécu avant d'arriver à la porte de l'hôtel. Nous essayons le plus possible de les rassurer en leur rappelant que le pire était derrière eux, qu'une chambre propre et sûre les attendait, confortable et connectée au monde par le Wi-Fi et dans leurs yeux nous lisions combien la peur faisait place à une confiance modérée. La métaphore que j'ai souvent utilisée dans les entretiens donnés est celle du sport, la langue que je maîtrise le plus de par ma formation : ceux qui arrivaient au Michel-Ange étaient dans les deux derniers kilomètres du marathon, le plus dur était fait, mais il y avait toujours deux kilomètres à parcourir. Pour cette raison, la force et le soutien pour courir ou marcher jusqu'à la ligne d'arrivée ont été transmis aux clients/patients de toutes les manières, représentés par la sortie de la porte principale de l'hôtel avec un certificat de sortie, après le double écouvillon négatif. Je suis convaincu que toute l'expérience accumulée et acquise deviendra mon bagage personnel et professionnel, mais je souhaite qu'à l'avenir elle ne serve plus de « boîte à outils » pour d'éventuelles et inattendues nouvelles vagues épidémiques. En travaillant avec les soins nécessaires et en préservant aussi notre santé, on peut dire, cependant, que nous avons été privilégiés par rapport à ceux qui, dans la première phase de Covid, étaient engagés à l'hôpital ou au RSA pour mener des batailles avec peu d'armes ou d'outils de défense inadéquats, en comptant les morts à la fin du tour. Au Michelangelo, nous n'avons eu aucune infection parmi les opérateurs ni parmi les invités. Aucun de ces derniers ne présentait de graves problèmes de santé tels que la nécessité d'être hospitalisé, sinon pour des investigations générales. Maintenant, les émotions que nous avons partagées demeurent : par choix nous nous tutoyions, pas besoin de rôles et de titres, mais seulement de solutions concrètes et opportunes à des problèmes contingents.

Nous entendre répondre « merci mon frère ! » à notre « courage tout ira bien » a été merveilleux.

J'ai redécouvert l'importance de reconnaître la mimique du visage en époque post-Covid : quand la moitié du visage est couverte par le masque pendant des heures et des heures par jour, toute la communication non verbale passe par les yeux.

Se trouver devant un opérateur couvert de la tête aux pieds avec des EPI n'était pas le maximum de la simplicité. Chaque rencontre avec le personnel était pour les hôtes une occasion de contact humain, pour pouvoir échanger quelques mots et se faire rassurer, malgré les barrières linguistiques, vu que 60 % des hôtes n'étaient pas de langue italienne.

L'interaction a été utile également pour gérer les cas peu nombreux d'inquiétude, pour faire changer d'avis ceux qui voulaient s'en aller.

Et après 103 jours de travail, fatigant, mais gratifiant surtout depuis que les démissions dépassaient les nouvelles entrées, nous voici enfin au 10 juillet avec la démission de Jaynal de la chambre 606, le dernier hôte présent.

Alors j'ai appelé (pas à l'aube) la dirigeante de la mairie qui m'avait réveillée quelques mois avant, pour lui confirmer que le Michelangelo avait achevé au mieux sa fonction, aussi grâce aux prières de la sœur mentionnée quelques lignes avant, sœur Vittoria…

Tout est allé pour le mieux !

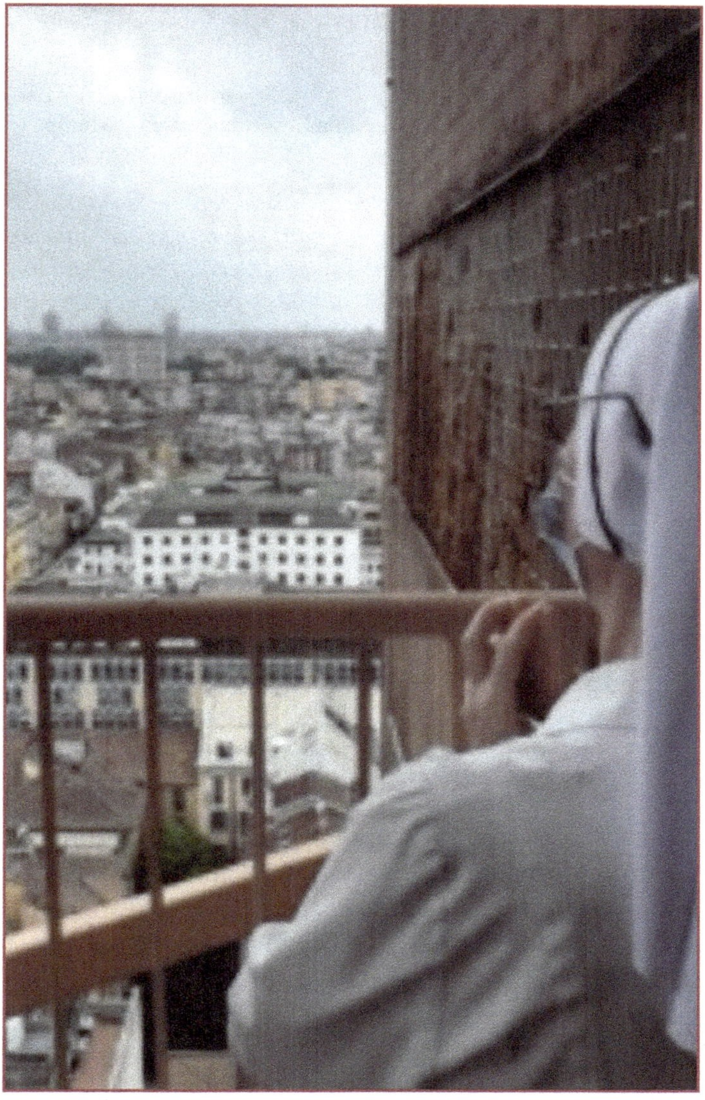

LA PRIÈRE DE SŒUR VICTOIRE
Photo de LUIGI REGALIA

JE SUIS LÀ

Antonella Di Rosolini
Maladies infectieuses – Modica (RG)

« Un pays en forme de grenade fendue en deux ; près de la mer, mais rural ; à moitié confiné sur un éperon rocheux, à moitié éparpillé à ses pieds ; avec de nombreux escaliers entre les deux moitiés, pour agir comme des artisans de paix, et des nuages dans le ciel d'un clocher à l'autre, essoufflés comme les cavaliers du Roi. »

– Gesualdo Bufalino

Voici la meilleure description de Modica (RG) petite ville de la Sicile orientale qui abrite l'Hôpital Majeur où je travaille depuis 1991 en tant que dirigeant médical infectiologue. Le service des maladies infectieuses depuis mars 2020 est en train de vivre en plein, comme tout le monde médical, dans le tsunami Covid-19. Déjà en février, silencieusement, on se préparait à affronter l'urgence. Des parcours sale-propre, approvisionnement des équipements, achat d'appareil pour gazométrie artérielle, le cellulaire Covid 24 heures sur 24 et bien d'autres choses : le tout au galop ! Un groupe d'infirmiers en charge a débarqué dans la salle : beaux, dynamiques et, surtout, jeunes et forts ! Arrivés dans la salle avec un ordre de service pour l'assistance de Covid, ils nous ont conquis, nous médecins ainsi que la vieille garde infirmière, en apportant une ventée d'air frais ! Le temps du Covid abrège les distances, accélère la naissance de rapports sains et, dès le premier tour, la jeune famille Covid était en parfaite harmonie.

Tous les mêmes, tels des soldats de plomb, entièrement bardés, sans un centimètre de peau exposée, mais avec un cœur ouvert, nous avons affronté les changements avec une joie prudente. On parlait un nouveau langage d'un accord tacite : la solidarité, le zèle dans les comportements pour ne pas risquer pour soi et pour les autres et, surtout, le désir d'aider.

Il n'a pas été facile de s'habituer à être bardés même pendant douze heures d'affilée, sans boire ni manger et sans faire pipi.

Le service ressemblait à un nouveau *Circle Pickwick* : tous prêts à entreprendre le nouveau voyage avec des compagnons « joyeux et bizarres », prêts à descendre dans les méandres de la souffrance et de la mort pour offrir de l'aide. (*Charles Dickens*)

Gâteaux, glaces et pizzas n'ont pas manqué : à consommer rigoureusement après le tour. Avant le tour : pas d'eau, très peu de nourriture sèche et pipi une seconde avant le bardage. Et s'il y avait la nécessité de faire pipi, on se limitait à en rire… en attendant des temps meilleurs. Les prostates ont été invitées à sortir. Les fumeurs invétérés n'ont pas fumé durant douze heures : un miracle inattendu. La « Bibliothèque des patients » de notre service, créée grâce au don de livres qui étaient destinés à la poussière, a également collaboré avec le personnel de santé pour améliorer le temps passé à l'hôpital. Grâce au projet « Soin et Culture » à l'époque pré-Covid on a organisé des spectacles pour « Le dimanche du patient », en rassemblant environ 1 500 livres pour la « Bibliothèque du patient ».

Outre la thérapie avec héparine et autre, une « *aspirine débouche-pensées* » est arrivée pour le personnel et les patients.

Les patients qui ont passé la première phase dans laquelle l'utilisation des ventilateurs était prioritaire se consacraient volontiers à passer au crible les livres disponibles dans la bibliothèque. Ainsi entre un appel vidéo et l'autre avec les proches, beaucoup de *visiteurs*, sont venus voir tout le personnel et quelques patients. Je me souviens que l'ami *Dostoevskji* a longuement parlé de l'inquiétant Ivan des *Frères Karamazov. Pavel Florenskji*, de son exil dans les îles Solovki, a écrit dans des lettres à ses enfants et à nous d'écouter de la musique et lire des romans, car ils élargissent l'esprit. (*Non dimenticatemi/Ne m'oubliez pas* – Pavel Florenskji*)* Les jeunes infirmiers ont écouté mes épisodes des *Quarante Jours du Musa Dagh* de Franz Werfel : le jeune arménien Gabriel résiste avec acharnement contre les Turcs et sauve cinq mille Arméniens du génocide ! J'aimais raconter des histoires et ils aimaient écouter : on se sentait comme le jeune Gabriel dans la lutte contre le Coronavirus, prêts à lutter contre cet ennemi invisible qui avait mis le monde à genoux ! Il n'y avait pas beaucoup de temps à disposition, l'assistance exigeait une attention incessante, cependant, entre un gaz sanguin et le suivant, le temps s'allongeait et les histoires venaient à notre rencontre. Les Histoires n'étaient pas seulement écrites : les patients nous ont raconté en silence, agissant comme un miroir, leurs peurs, leurs angoisses et leurs espoirs.

Nous avons eu vraiment beaucoup d'angoisse et nous l'avons accueillie comme on accepte un passager dans un train qui s'assoit dans notre compartiment, sachant qu'il descendrait tôt ou tard. Bien que bardés et avec le triple gant – il n'y avait aucun contact, mais le « tact » n'a jamais été perdu – les patients nous reconnaissaient en nous regardant dans les yeux.

J'ai apprécié la charge de responsabilité de mes auxiliaires et infirmiers en particulier envers une jeune personne autiste et envers les malades d'Alzheimer, touchés par la Covid-19. Des cadeaux variés, venant d'entreprises et de simples citoyens, sont arrivés à notre service : des produits pour traiter les hématomes et les abrasions des masques, lave-linge, un sèche-linge, du désinfectant à l'ozone, des litres d'eau de javel, des fleurs, des œufs de Pâques, des bonbons, etc. Offrir aux patients la glace fraîchement arrivée, le chocolat mexicain offert, et d'autres délices transportés par l'ascenseur propre et sanifié ainsi qu'être témoins de la gratification dans leur regard a été un honneur et un plaisir. Toute la communauté citoyenne a fait arriver avec énergie et amour sa solidarité et son affection. Toute cette énergie positive a atteint sa destination, en aidant à maintenir l'ambiance de ces journées qui paraissaient éternelles. On s'est sentis partie d'une armée bien plus grande que le personnel à lui seul, nous étions dans les tranchées, c'est vrai, mais derrière nous on sentait la protection d'une véritable armée. Nous ne nous sommes jamais sentis seuls. Depuis que l'Hôpital Majeur de Modica est devenu Centre HUB Covid-19, la Direction générale, la Direction sanitaire du service, les chefs de service, les médecins, les auxiliaires, sont devenus une ruche industrieuse, en symbiose pour atteindre le même objectif dans les plus brefs délais possibles.

Grâce à cela, nous n'avons jamais désespéré, même lorsqu'il était difficile de trouver des EPI, même si nous ne partagions pas toujours les décisions d'organisation. Un climat d'incertitude a caractérisé l'ensemble de l'Italie et il n'a pas épargné la Sicile. Les annales de la méfiance atavique du Sud ont eu une occasion rêvée pour allonger leur liste d'inscrits, mais heureusement cela n'a pas été le cas.

Asymétrie de Lisa Halliday a permis à tout le personnel de reconnaître la réalité dans sa nature asymétrique et l'état d'urgence a accru la tolérance envers tous, même ceux qui n'ont pas toujours inspiré de la confiance.

L'asymétrie qui existe en chacun de nous nous a donné un nouvel horizon, car on vit l'asymétrie et on apprend à la tolérer et à la combattre ! Covid-19 a fait des victimes de tous les âges, il a créé du désarroi et de graves difficultés organisationnelles pour faire face à l'urgence sanitaire, il a fait sortir les vautours de l'occasion, il a provoqué une crise économique difficile à surmonter, mais nous a intimé une chose importante :

Chacun de nous doit toujours dire JE SUIS LÀ !

Et cela signifie vivre en tant qu'êtres humains et sociaux avec le devoir de redonner à l'homme et à sa santé la juste valeur, dans le plein respect des lois de la Nature.

Cette anthropozoonose n'a pas été une surprise, tout le monde est conscient que c'est le résultat de la marche contre nature de l'homme contre la frontière, même en sachant que nous vivons de frontière : notre peau !

La lecture et la musique sont une partie intégrante de notre **protocole thérapeutique** pour les patients et aussi pour tout le personnel de santé. De nombreux personnages nous ont consolés, soutenus et encouragés : nous avons été fascinés par Vince le biblio-thérapeute dans *Ogni coincidenza ha un'anima* (*Chaque coïncidence a une âme)* de Fabio Stassi. Et comme Vince, grand marcheur, explorateur d'espaces et de gens, nous avons été attirés, en tirant leçon des peurs et des joies des hommes que nous avons accompagnés en service. La musique d'ambiance, pour nous et pour les patients, a été l'*épouse des mots (Madrigal sans son* par Andrea Tarabbia*)*.

Bibliothérapie donc !

Passion, souffrance, joie, fatigue, livres, musique, partage, peur et courage pour vivre cette expérience en nous souvenant toujours : JE SUIS LÀ !

RÉFÉRENCES BIBLIOTHÉRAPEUTIQUES :

Les Papiers posthumes du Pickwick Club de C. Dickens.

Les Frères Karamazov de F. Dostoevskji.

Non dimenticatemi de P. Florenskji (*Ne m'oubliez pas* : ouvrage traduit en italien, mais pas en français).

Les Quarante Jours du Musa Dagh de F. Werfel.

Asymétrie de L. Halliday.

Ogni coincidenza ha un'anima de F. Stassi (Chaque coïncidence a une âme : ouvrage italien sans traduction existante en français).

Madrigal sans son de A. Tarabbia.

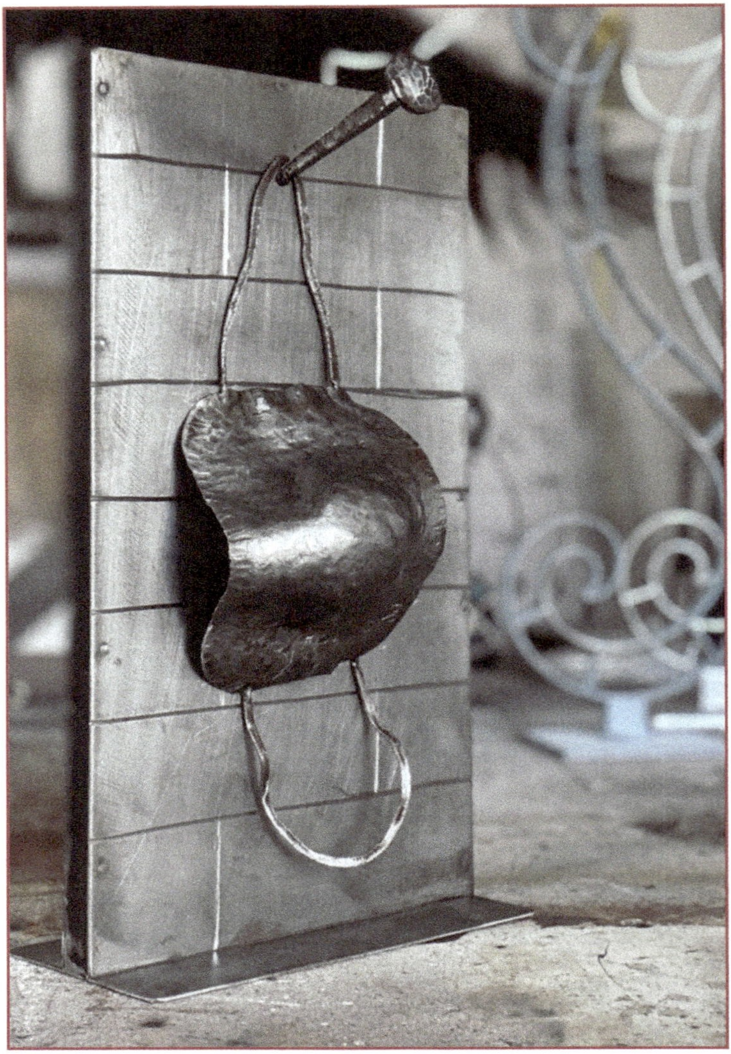

MASQUE Covid-19 – *NUCCIO LORETI*

NOTES

Les œuvres graphiques contenues dans l'ouvrage et dénommées : *Courage*, *Cœurs Brisés*, *Rapace*, *Invasion*, *Destruction* et *Étreintes Glacées* sont des estampes sur bois, xylographies (papier Fabriano 220 gr Format A3) produites en 10 exemplaires chacune, dans l'atelier d'Alain Harvet rue Centotrecento 2/2D Bologna.

Les dessins de Giancarlo Giudice *Covid* et *Peur* ont été réalisés avec plume noire, crayon pastel et stylo-feutre.

La sculpture en acier *MASQUE Covid-19* de l'artiste Nuccio Loreti de Catanzaro, réalisée pendant le mois de juillet 2020, a été donnée au doct. Giuseppe DE DONNO, Directeur des Soins intensifs respiratoires de l'hôpital Carlo Poma de Mantoue, pour son engagement dans la lutte au Coronavirus.

Le message de la sculpture est renfermé dans le vœu de pouvoir accrocher définitivement « au clou » le Covid.

Les dessins de Ermanno Marco Mari ont été faits directement sur papier à ébauche suédois léger, comme *Neptune-19*, dessiné avec des plumes fines 0,3 et 0,5 et puis renforcé avec des stylos-feutres plus gros.

Les autres dessins sont sur carton avec plume et encre de Chine.

TABLE

Structures éditoriales du groupe L'Harmattan

L'Harmattan Italie
Via degli Artisti, 15
10124 Torino
harmattan.italia@gmail.com

L'Harmattan Hongrie
Kossuth l. u. 14-16.
1053 Budapest
harmattan@harmattan.hu

L'Harmattan Sénégal
10 VDN en face Mermoz
BP 45034 Dakar-Fann
senharmattan@gmail.com

L'Harmattan Cameroun
TSINGA/FECAFOOT
BP 11486 Yaoundé
inkoukam@gmail.com

L'Harmattan Burkina Faso
Achille Somé – tengnule@hotmail.fr

L'Harmattan Guinée
Almamya, rue KA 028 OKB Agency
BP 3470 Conakry
harmattanguinee@yahoo.fr

L'Harmattan RDC
185, avenue Nyangwe
Commune de Lingwala – Kinshasa
matangilamusadila@yahoo.fr

L'Harmattan Congo
67, boulevard Denis-Sassou-N'Guesso
BP 2874 Brazzaville
harmattan.congo@yahoo.fr

L'Harmattan Mali
ACI 2000 - Immeuble Mgr Jean Marie Cisse
Bureau 10
BP 145 Bamako-Mali
mali@harmattan.fr

L'Harmattan Togo
Djidjole – Lomé
Maison Amela
face EPP BATOME
ddamela@aol.com

L'Harmattan Côte d'Ivoire
Résidence Karl – Cité des Arts
Abidjan-Cocody
03 BP 1588 Abidjan
espace_harmattan.ci@hotmail.fr

Nos librairies en France

Librairie internationale
16, rue des Écoles
75005 Paris
librairie.internationale@harmattan.fr
01 40 46 79 11
www.librairieharmattan.com

Librairie des savoirs
21, rue des Écoles
75005 Paris
librairie.sh@harmattan.fr
01 46 34 13 71
www.librairieharmattansh.com

Librairie Le Lucernaire
53, rue Notre-Dame-des-Champs
75006 Paris
librairie@lucernaire.fr
01 42 22 67 13

www.ingramcontent.com/pod-product-compliance
Lightning Source LLC
LaVergne TN
LVHW021222061026
849535LV00008B/2865

* 9 7 8 2 3 4 3 2 4 0 8 9 3 *